职业性皮肤病
Occupational Dermatology

主　编　何焱玲

主　审　涂　平

副主编　张秀英　叶　俏

北京大学医学出版社

ZHIYEXING PIFUBING

图书在版编目（CIP）数据

职业性皮肤病 / 何焱玲主编 . —北京：北京大学
医学出版社，2019.3
ISBN 978-7-5659-1949-7

Ⅰ.①职… Ⅱ.①何… Ⅲ.①职业病－皮肤病－诊疗
Ⅳ.①R135②R751

中国版本图书馆 CIP 数据核字（2018）第 303348 号

职业性皮肤病

主　　编：何焱玲
出版发行：北京大学医学出版社（电话：010-82802495）
地　　址：（100191）北京市海淀区学院路 38 号　北京大学医学部院内
电　　话：发行部 010-82802230；图书邮购 010-82802495
网　　址：http://www.pumpress.com.cn
E-m a i l：booksale@bjmu.edu.cn
印　　刷：中煤（北京）印务有限公司
经　　销：新华书店
责任编辑：袁帅军　　责任校对：靳新强　　责任印制：李　啸
开　　本：880 mm×1230 mm　1/32　印张：4.375　字数：122 千字
版　　次：2019 年 3 月第 1 版　2019 年 3 月第 1 次印刷
书　　号：ISBN 978-7-5659-1949-7
定　　价：40.00 元

编委名单

主　　编　何焱玲

主　　审　涂　平

副 主 编　张秀英　叶　俏

编　　者　(按姓名汉语拼音排序)：

曹嘉力　首都医科大学附属北京朝阳医院皮肤科

陈　乐　首都医科大学附属北京朝阳医院皮肤科

陈云刘　首都医科大学附属北京朝阳医院皮肤科

何焱玲　首都医科大学附属北京朝阳医院皮肤科

李菁园　首都医科大学附属北京朝阳医院皮肤科

李远红　首都医科大学附属北京朝阳医院皮肤科

刘　汀　首都医科大学附属北京朝阳医院皮肤科

彭世光　首都医科大学附属北京朝阳医院皮肤科

谭亚琦　首都医科大学附属北京朝阳医院皮肤科

王　奔　首都医科大学附属北京朝阳医院皮肤科

薛长江　首都医科大学附属北京朝阳医院职业病科

叶　俏　首都医科大学附属北京朝阳医院职业病科

张利平　首都医科大学附属北京朝阳医院皮肤科

张秀英　首都医科大学附属北京朝阳医院皮肤科

郑　艺　首都医科大学附属北京朝阳医院皮肤科

前　言

随着工农业及现代经济的发展，职业性皮肤病在职业病中所占比例越来越高，对劳动者的健康和工农业生产也带来深远影响。职业性皮肤病已经引起各级医政部门和医务工作者的高度重视。2013年，国家卫生和计划生育委员会（现国家卫生健康委员会）发布并实施了 GBZ 18—2013《职业性皮肤病的诊断总则》，以此来指导职业性皮肤病的临床诊治工作。近年来，从事职业性皮肤病诊断治疗的医务人员也逐渐增多。

为了进一步普及职业性皮肤病的知识，提高诊治职业性皮肤病的水平以更好地解决临床实际所需，从 2016 年起，首都医科大学附属北京朝阳医院皮肤科和职业病科合作编写《职业性皮肤病》这本书，内容包括职业性皮肤病的各个方面，如职业性皮炎、化学烧伤、职业性感染性皮肤病、砷中毒性皮肤病、职业性皮肤癌、职业性指甲改变以及艾滋病职业暴露等。

本书最大的特点是从皮肤科的临床实践出发，阐明职业因素对皮肤病的发生、发展及演变规律的影响，注重疾病的预防及保健，体现国家对职业性皮肤病的重视以及医者对职业性皮肤病患者的爱护。本书临床实用性强，部分章节还精心选用了临床图片和皮肤组织病理学图片，希望能加深读者对疾病的理解和掌握，满足皮肤科医师和职业病医师在临床的实际需求。

参加编写的人员都是首都医科大学附属北京朝阳医院皮肤科和职业病科的专家、教授及多年从事职业性皮肤病临床工作的医务人员。我院职业病科在国内职业病诊治方面享有盛名，皮肤科每年接诊来自全国各地的职业性皮肤病患者。本书汇集了两个科室专家们丰富的临床经验和扎实的理论基础。

由于学识水平所限，书中可能仍存有问题和不足，希望广大读者提出宝贵意见，以便使本书内容不断得到改进和补充。

何焱玲

首都医科大学附属北京朝阳医院皮肤科

2019 年 1 月

目　　录

1 总论

（薛长江）

《中华人民共和国职业病防治法》规定，职业病（occupational disease）是指企业、事业单位和个体经济组织等用人单位的劳动者在职业活动中，因接触粉尘、放射性物质和其他有毒、有害因素而引起的疾病。

职业性皮肤病（occupational dermatology）是指在职业活动中因接触化学、物理、生物等生产性有害因素而引起的皮肤及其附属器的疾病，是职业病中的常见病。

一、病因和发病机制

职业性皮肤病的致病因素众多。引起职业性皮肤病主要的生产性有害因素可以分为三大类：化学性因素、物理性因素和生物性因素。

（一）化学性因素

化学性因素包括有机化合物及无机化合物，这是引起职业性皮肤病的主要原因，占职业性皮肤病的 90% 以上。

各行各业的劳动者均有可能接触某些致病性化学物质，根据化学物质的作用机制，可将其分为原发性刺激物、致敏物和光敏物三种。

1. 原发性刺激物　其特点是接触这类化合物的时间、浓度、剂量达到一定程度后，所接触的局部皮肤就会发生炎症反应。常见的原发性刺激物有：酸类、碱类、金属及其盐类、溶剂类，以及其他类（如苯甲酰氯、硫酸二甲酯、甲酚、敌敌畏等）。

2. 致敏物　其特点是皮肤首次接触这类化合物时并不起反应，而再次接触时引起炎症反应。生产中常见的致敏物有：染料、颜料及其中间物，显影剂类，橡胶制品的促进剂和防老剂，天然树脂及合成树脂，以及松节油、抗生素类、磺胺类、氯丙嗪、甲醛等。

3. 光敏物　是指能引起皮肤光敏反应的化合物。光敏反应是指某些化合物与皮肤接触并无反应，但经过特定波长的光线照射后，则可引起皮肤的炎症反应。常见的光敏物主要有：煤焦油、焦油沥青、蒽、菲、蒽醌基染料、吖啶、补骨脂素类、酚类化合物、卤代柳酰苯胺等。

（二）物理性因素

由物理性因素引起的职业性皮肤病的发病率较低，而且在许多情况下物理性因素是和化学性因素共同作用下导致职业性皮肤病。具体原因可分为以下几类：

1. 机械作用　如反复或持续的机械摩擦和压迫引起局部皮肤发生胼胝；石棉或玻璃纤维刺入皮肤，刺激皮肤生成疣状物等。

2. 温湿作用　如高温辐射能引起皮肤火激红斑或色素沉着；手长期在热水中工作，会引起手部皮肤浸渍、皮炎和糜烂等。

3. 照射作用　长时间在日光暴晒下劳动，皮肤可出现晒斑和炎症；电焊可引起电光性皮炎；紫外线可引起急性皮炎；放射线可引起急、慢性放射性皮肤损伤。

（三）生物性因素

生物性因素指工作环境中的生物致病因素，主要见于农、林、牧、副、渔等行业工种。生物性因素可分为植物因素和动物因素两类。

1. 植物因素　漆树、野葛、荨麻等能导致皮肤炎症反应；茴香、柠檬、芸香、无花果等能引发皮肤光敏性皮炎。

2. 动物因素 如螨类可引起螨虫皮炎；禽畜血吸虫尾蚴可致稻田皮炎；炭疽杆菌可致皮肤炭疽病；海蜇、水母等刺胞动物可引起刺胞皮炎等。

二、临床类型

GBZ 18—2013《中华人民共和国国家职业卫生标准》中将职业性皮肤病分为14种临床类型：

1. 职业性皮炎 包括接触性皮炎、光接触性皮炎、电光性皮炎、药疹样皮炎。

2. 职业性皮肤色素变化 包括职业性黑变病、职业性白斑。

3. 职业性痤疮

4. 职业性皮肤溃疡

5. 职业性接触性荨麻疹

6. 职业性皮肤癌

7. 职业性感染性皮肤病

8. 职业性疣赘

9. 职业性角化过度、皲裂

10. 职业性痒疹

11. 职业性浸渍、糜烂

12. 职业性毛发改变

13. 职业性指甲改变

14. 其他职业性皮肤病 如皮肤瘙痒症等。

其中最常见的是职业性皮炎，占整个职业性皮肤病的80%以上。职业性皮炎的基本损害为红斑、水肿、丘疹及水疱。同一致病因素可引起不同临床表现，同一临床表现又可由不同致病因素引起。各类型的职业性皮肤病临床表现将在各章中详细阐述。

三、诊断

根据明确的职业接触史，发病部位始于接触部位，临床表现符合常见临床类型，必要时可结合皮肤斑贴试验（patch test）或其他特殊检查［如光斑贴试验（photo patch test）、皮肤组织病理学检查、毛囊虫检查、真菌检查等］结果进行综合分析，参考现场职业卫生学调查和同工种发病情况，并要注意排除非职业性因素引起的皮肤疾病。

职业性接触性皮炎的主要实验室检查包括：斑贴试验、光斑贴试验、皮肤组织病理学检查、毛囊虫检查、真菌检查等，必要时可进行化学物质及其代谢产物的检测。斑贴试验就是人为地将可疑的致敏原配置成一定浓度，放置在一特制的小室内敷贴于人体遮盖部位（常在后背、前臂屈侧），经过一定时间，根据是否有阳性反应来确定受试物是否系致敏物。斑贴试验的测试系统由斑试器、变应原试剂和胶带三部分组成。操作过程中应注意斑贴物浓度，选择合适的赋形剂和适当的斑试时间，并正确评定斑试结果。斑贴试验是诊断变应性接触性皮炎的重要手段，可以辅助寻找引起职业性变应性接触性皮炎的变应原，但必须结合职业史、临床表现、现场调查资料等综合分析，才能做出正确的判断。

职业史内容主要包括具体生产岗位、工龄、工作中接触的具体理化因子、工艺流程及具体操作，以及个人防护情况等，有时还须到工作场所实地考察。职业性接触性皮炎与工作的关系十分密切，症状往往随脱离接触而明显改善，重新接触则再度加重；如果职业性接触性皮炎已发展为慢性皮炎，上述变化可不明显。此外，类似皮肤病变在同一工作场所的流行情况对诊断也有提示作用。若多数人均发生类似皮肤病变，常提示可能为职业性非变应性皮肤病，如职业性刺激性接触性皮炎、职业性痤疮等。需要注意的是，强的变应原有时也可造成变应性接触性皮炎的流行。

职业性皮肤病与非职业性皮肤病的鉴别要点是：职业性皮肤病的皮损初发部位常与职业接触部位一致；其临床表现与非职业因素所致者十分相似，且多数不具特异性，因此，职业史对诊断具有决定性意义。对怀疑为职业性皮肤病而诊断依据不足者，一般可以暂时脱离接触，动态观察；若反复两次以上脱离接触后病愈或明显好转，而再次接触后即复发或明显加剧，多提示为职业性皮肤病。

用人单位应当如实提供职业病诊断和鉴定所需的劳动者职业史和职业病危害接触史、工作场所职业病危害因素检测结果等资料；安全生产监督管理部门应当监督、检查和督促用人单位提供上述资料；劳动者和有关机构也应当提供与职业病诊断和鉴定有关的资料。承担职业病诊断的医疗卫生机构在进行职业病诊断时，应当组织3名以上取得职业病诊断资格的执业医师集体诊断。职业病诊断证明书应当由参与诊断的医师共同签署，并经承担职业病诊断的医疗卫生机构审核、盖章。

四、治疗

首先去除病因，及时清除皮肤上存留的致病物，避免或减少接触致病物及其他加剧病情的因素。避免接触职业危险因素的主要处理办法有：①有严重变应性反应或反复发病长期不愈的患者，应调换工种，安排不接触致病物的工作；②皮炎急性期、溃疡及某些感染性皮肤病等患者，在治疗期间可安排休息或暂时调换工种；③职业性黑变病、职业性白斑和职业性皮肤癌等患者，在确诊后应调换工种，脱离发病环境；④聚合型职业性痤疮或合并多发性毛囊炎、囊肿的职业性痤疮的患者，若长期治疗无效，也可考虑调换工种。

须按临床类型及病情进行对症处理，具体治疗方法见本书各章节。

五、预防措施

- 用人单位应加强宣传教育工作，让广大职工了解预防职业性皮肤病的重要性及其防护方法。这是防治职业性皮肤病最重要的基础。
- 用人单位应做好卫生保健工作，具体包括组织就业前检查及定期健康检查两个方面。对新工人就业前进行健康检查，有利于及时筛除有过敏性皮肤病、湿疹或其他皮肤病的患者，避免他们因职业性接触而加重原有病情。例如，严重痤疮及脂溢性皮炎患者不宜接触致痤疮的化学物质；严重皮肤干燥、掌部角化及皲裂者不宜接触有机溶剂、碱性物质、无机砷类化合物及不宜从事机械摩擦的工作；光敏感者不宜从事接触光敏物、日光或人工紫外线照射的工作等。对职工进行定期体检，可及早发现职业禁忌证，及时采取脱离接触和治疗等措施，确保职工健康。

- 医务人员应深入现场进行调查研究，根据具体情况提出改善劳动条件的建议，尽可能做到生产机械化、自动化、密闭化，改善通风、排尘及安全设施，积极推进职业卫生工作，包括合理的工作程序、安全的操作方法、适当隔离致病物、使用机械手以及用无害物代替致病物等。

- 职工自身应加强个人防护，减少致病物接触皮肤的机会。厂矿应设有必要的洗浴设备，职工应保持工作服清洁并及时换洗。工作时，职工应根据工作需要和规定穿戴防护衣、帽、鞋靴、风镜、口罩、手套等，尽量减小皮肤暴露范围，必要时涂防护药剂。如发生皮肤病，应及时就医，进行斑贴试验等检查，尽早查出致病物，并采取有效的治疗措施；尽可能地减少并发症，减轻痛苦及降低由此造成的个人、家庭及社会的损失。

# 2 职业性接触性皮炎

（曹嘉力　谭亚琦）

职业性接触性皮炎（occupational contact dermatitis）是指在劳动或作业环境中直接或间接接触具有刺激和（或）致敏作用的职业性有害因素引起的急、慢性皮肤炎症性改变。职业性接触性皮炎是很重要的现代医学科学和职业卫生问题，是职业性皮肤病中最多见的疾病，直接危害劳动人民的健康。其发病主要由化学性因素所致，机械摩擦、环境温湿度等物理性因素有协同作用。职业性接触性皮炎有相当一部分转为慢性皮炎，对患者生活质量造成一定的影响。按其发病机制可分为职业性刺激性接触性皮炎（occupational irritant contact dermatitis）和职业性变应性接触性皮炎（occupational allergic contact dermatitis）两型。

第一节　职业性刺激性接触性皮炎

一、概述

职业性刺激性接触性皮炎是由致病物的原发性刺激作用引起，即在接触部位通过非免疫机制直接作用于皮肤而发病。接触物本身具有强烈刺激性或毒性，任何人接触该物质均可发病。

二、流行病学

在男性中，职业性刺激性接触性皮炎的发生率随年龄增加而上

升，女性的发病高峰期为 16～29 岁，在年龄较大人群中发病率下降。然而，在比较特定职业中不同年龄组的发病率时发现，男性与女性的年龄分布相似。在厨师和清洁工人中，年轻工人的发病率较高。而机床操作工人的发病率随年龄增大而急剧上升。这反映了职业暴露的类型。国外研究发现某些职业中职业性刺激性接触性皮炎的发病率较高，如美发师、画家、厨师、烘焙师。不同职业中职业性刺激性接触性皮炎的发生率不同是职业性质所决定的，即使同一种职业由于在不同国家或地区，不同的工作条件、工艺及接触机会，发生率也会有所不同，不能相互比较。

三、病因及发病机制

皮肤刺激物是指在接触部位通过非免疫机制直接作用并损伤皮肤的任何物质。接触刺激物的浓度、时间与皮损程度有明显的剂量-效应关系，而个体差异则不明显。主要原发性刺激物有水、肥皂、洗涤剂、酸、碱、金属工作液、有机溶剂、石油产品、氧化剂、还原剂、动物产品、某些植物、粉尘及物理性因素等。

根据原发性刺激物的强弱，分为强刺激物和弱刺激物。前者的刺激性较强，在接触几分钟到几小时即可引起皮肤反应；后者的刺激性较弱，须反复接触几天至几周后才出现可见的皮肤反应。常见的原发性刺激物有：

（一）无机性原发性刺激物

1. 酸类 如硫酸、硝酸、盐酸、氢氟酸、氯磺酸、铬酸等。

2. 碱类 如氢氧化钾、氢氧化钠、氢氧化铵、碳酸钠等。

3. 金属元素及其盐类 如锑和锑盐、砷和砷盐、重铬酸盐、氯化锌、氯化镓、氟化铍等。

（二）有机性原发性刺激物

1. 酸类 如醋酸、甲酸、三氯醋酸、水杨酸、苯酚、乳酸等。

2. 有机碱类 如乙二胺、丙胺、丁胺等。

3. 有机溶剂类 如松节油、二硫化碳、脂类、醇类、酮类、石油和焦油类溶剂等。

四、临床表现

本病起病较急，皮损多局限于接触部位，少数可蔓延或累及周边部位。典型皮损为边界清楚的红斑。急性皮炎呈红斑、水肿、丘疹，或在水肿性红斑基础上密布丘疹、水疱或大疱，水疱破溃后糜烂、渗出、结痂，自觉灼痛或瘙痒。慢性皮炎则呈现不同程度的浸润、增厚、脱屑或皲裂。

一般情况是接触刺激物后，首先在接触部位出现瘙痒或烧灼感，继而出现红斑、水肿、丘疹、水疱以及糜烂、渗出、结痂等（图2-1）。搔抓后可将致病物带到远隔部位并产生类似皮损。自接触至发病所需时间和反应程度与接触物的性质、浓度、温度、接触方式和作用时间等因素有关。皮损轻者只有红斑、瘙痒，几天后脱屑而愈；重者在红肿的基础上迅速发生丘疹、水疱以至大疱，疱破后有渗液、糜烂现象。病程具自限性，停止接触致病物后，一般 1 ～ 3 周可痊愈。长期反复接触弱刺激物，可出现不同程度的浸润、增厚、脱屑、皲裂及色素增加，自觉瘙痒，随后转为亚急性和慢性。

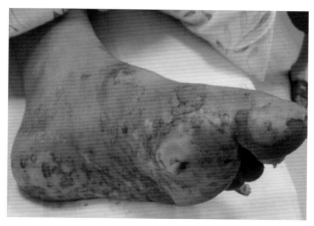

图 2-1 丙烯酰胺接触性皮炎。接触部位大片红斑，表面肿胀，伴水疱、大疱及糜烂

五、组织病理

1. 急性皮炎　可见表皮细胞间及细胞内水肿、水疱及海绵水肿形成（图 2-2），疱内可见淋巴细胞、中性粒细胞；真皮浅层血管扩张，血管周围炎症细胞浸润。

2. 亚急性皮炎　可见灶状角化不全、表皮细胞内水肿、海绵水肿形成，棘层轻度肥厚（图 2-3）；真皮浅层血管周围较多淋巴细胞浸润。

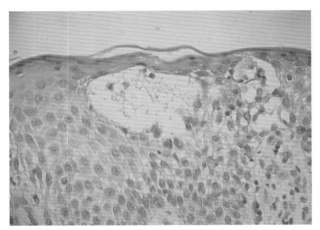

图 2-2　明显海绵水肿形成表皮内水疱

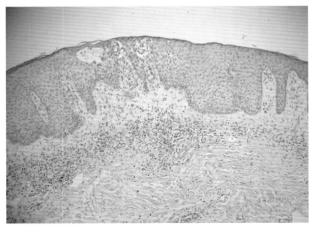

图 2-3　棘层肥厚及局部海绵水肿

3.慢性皮炎　可见角化过度、角化不全，棘层肥厚；真皮浅层血管周围少量淋巴细胞浸润。

六、辅助检查

原发性刺激物的刺激性大小可以通过动物实验进行预测，目前常用的方法是 Draize 法，具体方法如下：将兔子背部的毛剪去一部分，露出皮肤，将被试物贴在兔子的皮肤上，24 h 后取下被试物，观察并记录 24、48、72 h 的局部反应情况。取 3 次评定结果的平均值，作为最后的评定结果。

七、诊断及鉴别诊断

（一）诊断要点

- 有明确的职业性刺激物接触史。
- 自接触到发病所需时间和反应强度与刺激物的性质、浓度、温度、接触方式和作用时间等因素有密切关系。接触高浓度强刺激物时，常立即出现皮损。
- 在同样条件下，大多数接触者发病。
- 皮损局限于接触部位，界限清楚。
- 病程具自限性，去除病因后易于治愈，再接触可再发。
- 适当的防护措施能有效地减轻病情或避免发病。

（二）鉴别诊断

应注意由弱刺激物引起的职业性刺激性接触性皮炎与变应性接触性皮炎相鉴别。

八、治疗

- 立即用水冲洗皮肤上的刺激物，要充分冲洗，不要遗漏毛发、皱襞等部位的刺激物。
- 根据刺激物性质来选用中和剂。对于碱性物质，采用弱酸性溶液中和，如 2% 醋酸或 3% 硼酸溶液等；对于酸性物质，则采用弱碱性溶液中和，如肥皂液或2%～5%碳酸氢钠溶液等。但中和时间不宜过长，随后用清水冲去中和剂。

- 按一般接触性皮炎的治疗原则对症处理。如对于红斑、糜烂、渗液的急性损害，宜采用3%硼酸溶液等冷湿敷；对于无渗液的红斑、丘疱疹损害，可外用复方炉甘石洗剂或粉剂，每日多次；对于伴有少量渗液的亚急性损害，宜外用糊膏或霜剂；对于浸润增厚或苔藓样变的慢性损害，宜外用糖皮质激素霜剂。
- 暂时避免接触刺激物及其他促使病情加剧的因素。

本病由刺激物的原发性刺激作用所致，任何接触者接触后均可发病，因此患者治愈后可以恢复工作，但应改善劳动条件，加强个人防护，并搞好个人和环境卫生，减少或避免皮肤接触，以防皮炎再发。

九、预防措施

职业性刺激性接触性皮炎是皮肤直接或间接接触致病物引起的，因此预防的关键是脱离致病物，并采取综合性预防措施。

- 用人单位应对就业前的职工进行健康检查，对特殊敏感个体要妥善安排，以减少个体因素的影响。如：有严重的变应性皮肤病、全身慢性皮肤病或手部湿疹患者，不宜接触可诱发或加剧该病的致病物。
- 用人单位应改善劳动条件，加强生产设备的管理、清洁和维修，尽可能做到生产机械化、自动化、密闭化，防止致病物污染作业环境，尽量减少职工与致病物的接触机会。
- 职工自身应加强个人防护，根据工作性质配备防护用品，包括穿防护衣、戴防护手套，必须保持使用中的护肤品清洁，正确使用皮肤防护药剂。如不慎接触致病物，应立即进行清洗。

十、预后

严重的职业性刺激性接触性皮炎患者半数以上难以获得痊愈，即使改变了工作，调离了岗位，仍有 40% 左右的患者病情无显著改善。以镍、铬引起的变应性皮炎预后最差，而塑料类（包括环氧树脂）引起的皮肤过敏预后较好。

职业性刺激性接触性皮炎预后较差可能有下列因素：①继续接触，虽然调离了岗位，但仍可接触到致病物；②继发新的接触性皮炎；③少数患者尚存在内源性因素，如特应性体质等。

第二节　职业性变应性接触性皮炎

一、概述

职业性变应性接触性皮炎是指皮肤接触非刺激浓度的化学物而激发炎症反应的皮肤病。本病占职业性接触性皮炎的 20% ～ 40%，由致敏物引起，属迟发型超敏反应。

二、流行病学

参见本章"第一节，职业性刺激性接触性皮炎"。

三、病因及发病机制

本病是由皮肤致敏物引起，属迟发型超敏反应（Ⅳ 型变态反应）。接触物本身并无刺激性，多数人接触后不发病，仅有少数人接触后经过一定时间的潜伏期，再次接触时则很快在接触部位发生炎症反应。其发病过程分为诱导和激发两个阶段，诱导阶段需要 5 ～ 14 天。再次接触该致敏物的反应程度与接触致敏物的量有一定关系，但不成正比，本病有明显的个体差异，同样条件下接触者中只有少数人发病。

常见高过敏风险的职业为从事黏合剂、树脂、塑料制品相关工作的职业、建筑业、餐饮业、农业、玻璃工业、园艺业、油漆业、药剂及化学工业、橡胶工业、纺织印染及木材加工业。

工业生产中常见的致敏物有：

1. 染（颜）料及其中间体 如对苯二胺、间苯胺黄、二硝基氯苯、立索尔大红、对氨基酚、氨基偶氮苯、萘胺黄、荧光染料等。

2. 显影剂类 如密妥尔（硫酸对甲氨基苯酚）、三聚甲醛、二乙基对苯二胺硫酸盐（TSS）。

3. 橡胶制品的促进剂和防老剂 如六甲撑四胺（乌洛托品、促进剂 H）、2- 硫醇基苯并噻唑（促进剂 M）、2- 硫代苯并噻唑（促进剂 D）、二硫化四甲基秋兰姆（促进剂 TMTD）、苯基甲萘胺（防老剂 A）、苯基乙萘胺（防老剂 D）、N- 苯基 -N- 环乙烷基–对苯二胺（防老剂 4010）等。

4. 天然树脂和合成树脂 如大漆、松香、酚醛树脂、环氧树脂、尿醛树脂等。

5. 其他 如三硝基酚、松节油、六氯环己烷（六六六）、双对氯苯基三氯乙烷（滴滴涕）、普鲁卡因、氯丙嗪、柠檬油类、磺胺类、抗生素类，以及铬、镍及其盐类等。

四、临床表现

职业性变应性接触性皮炎的临床表现与职业性刺激性接触性皮炎相似，但大疱少见，常呈湿疹样变。皮损多发生于暴露部位，以后常向周围蔓延，非接触部位亦可发病，边缘大多界限不清，分布一般对称。急性变应性接触性皮炎起病相对较急，在接触局部发生界限清楚的红斑、丘疹、丘疱疹、水疱、肿胀，严重时红肿明显，甚至出现大疱，并破溃糜烂。当皮炎发生在组织疏松部位，则肿胀更明显，而无鲜明的边缘（图 2-4）。患处常有灼痛或灼热感，抓后可将致敏物带到远隔部位，严重者可有全身症状。亚急性和慢性职业性变应性接触性皮炎则由于接触物的浓度低、刺激性小，皮损开始可呈亚急性表现，为轻度红斑、丘疹，边界不清；或由于

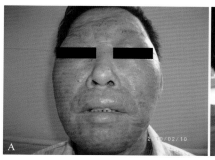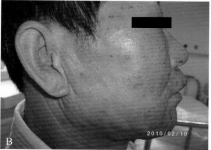

图 2-4　环氧树脂接触性皮炎

长期反复接触后发病，局部呈慢性湿疹样变，皮损轻度肥厚或苔藓样变。

五、组织病理

参见本章"第一节，职业性刺激性接触性皮炎"。

六、辅助检查

皮肤斑贴试验：可以帮助寻找引起职业性变应性接触性皮炎的变应原，是目前诊断变应性接触性皮炎的简单、可靠的重要方法。但必须结合职业接触史、临床表现、现场调查资料等综合分析，才能做出正确的判断。皮炎急性期不宜行斑贴试验，受试者试验前 2 周和试验期间不得使用糖皮质激素，试验前 3 天和试验期间不得服用抗组胺药物。

七、诊断及鉴别诊断

（一）诊断要点
- 有明确的职业性变应原接触史。
- 初次接触不发病，一般情况下从接触到致敏需 5 ～ 14 天或更长的时间，致敏后再接触常在 24 h 内发病，反应程度与致敏物的致敏强度和个体素质有关。

- 在同样条件下，接触者仅少数人发病。
- 皮损初发于接触部位，边界清楚或不清楚，可向周围及远隔部位扩散，严重时泛发全身。
- 病程可能迁延，再接触少量致敏物即能引起复发。
- 对疑为职业性变应性接触性皮炎且诊断依据不足者，经动态观察反复证明脱离接触即愈，恢复接触即发病，可以诊断。
- 为了明确患者接触性皮炎的性质及寻找可能的致敏物，应做皮肤斑贴试验。做斑贴试验常获阳性结果。

（二）鉴别诊断

应注意职业性变应性接触性皮炎与职业性刺激性接触性皮炎相鉴别。在临床上有时难以明确区分这两类皮炎，可统一诊断为职业性接触性皮炎。

八、治疗

- 与治疗职业性刺激性接触性皮炎一样，应及时清除皮肤上残留的致敏物，暂时避免接触致敏物及其他促使病情加剧的因素。
- 局部治疗原则同职业性刺激性接触性皮炎。
- 瘙痒明显时，可口服抗组胺药物，如氯苯那敏、赛庚啶、羟嗪（安他乐）等，每日3次，每次1片。有时也可用10%葡萄糖酸钙10 ml，维生素C 0.5～1 g或10%硫代硫酸钠10 ml静脉注射，每日1次。皮损广泛或反复发作显示高度敏感者，可考虑短期使用糖皮质激素，如每日口服泼尼松40～60 mg，待数日后皮损好转时逐渐减量。
- 本病的发生属迟发型变态反应，即除接触变应原外，还与个体素质有关。一旦过敏，极微量即可激发，且这种过敏状态有时可持续较长时间。反复发病、长期不见好转、影响工作者，可考虑调换工作，脱离有致敏物的环境。

九、预防措施

本病的预防措施同职业性刺激性接触性皮炎。为了减少职业性变应性接触性皮炎的发病率，应做好就业前的体检工作；对较易发生此病的工种职工应定期做皮肤检查，以便及时发现患者，采取适当的防护措施。

十、预后

本病的预后同职业性刺激性接触性皮炎。

参考文献

［1］赵辨. 中国临床皮肤病学. 南京：江苏科学技术出版社，2010：770-772.

［2］中华人民共和国卫生部. 职业性皮肤病的诊断总则：GBZ 18-2013.（2013-02-07）［2014-10-30］. http://www.nhfpc.gov.cn/zwgkzt/pyl/201410/777b748bb87e428d94e4aa7a9b1dd1e9.shtml

［3］Jean Bolognia，Joseph LJ，Ronald PR. 皮肤病学（第 2 版）. 朱学骏，王宝玺，孙建方，等译. 北京：北京大学医学出版社，2014：302.

［4］Warshaw EM，Wang MZ，Mathias CG，et al. Occupational contact dermatitis in hairdressers/cosmetologists：retrospective analysis of north American contact dermatitis group data，1994 to 2010. Dermatitis，2012，23（6）：258-268.

［5］Schwensen JF，Friis UF，Menne T，et al. One thousand cases of severe occupational contact dermatitis. Contact Dermatitis，2013，68（5）：259-268.

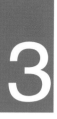

3 职业性光接触性皮炎

（曹嘉力　谭亚琦）

职业性光接触性皮炎（occupational contact photodermatitis）是指在职业活动中接触光敏物（如沥青、煤焦油、蒽、氯丙嗪及其中间体等）并受到日光（紫外线）照射而引起的皮肤炎症性病变。其涉及行业较多，除特别好发于冶金行业外，也见于建筑、印染、制药、橡胶、日化行业及演艺业等。职业性光接触性皮炎依其发病机制不同，可分为职业性光毒性接触性皮炎（phototoxic contact dermatitis）及职业性光变应性接触性皮炎（photoallergic contact dermatitis）两型。

第一节　职业性光毒性接触性皮炎

一、概述

职业性光毒性接触性皮炎是由于一定强度的光能直接作用于表面具有一定浓度光敏物的皮肤所引起的急性炎症反应。多数人在接触致病的光敏物，再经一定量的光线照射后发病。

二、流行病学

在我国，职业性皮肤病占所有职业病的比例为 40% ～ 50%。其致病因素可归纳为化学性、物理性及生物性因素三大类，其中化学性因素占 90% 以上。而在化学性因素中不乏光敏物，日光（紫外线）又很难避免。因此在这两者的共同作用下，职业性光接触性皮炎也成为较常见的职业性皮肤病。其致病物以煤焦油和沥青最为常见。煤焦油和沥青中所含的蒽、菲、吖啶等物均是光敏物。目前已知从煤焦油中可分离出 400 多种化合物，这些化合物应用于医药、染料、香精、香料、合成树脂、武器制造、杀虫剂和杀菌剂等相关行业。在职业人群中以接触沥青和煤焦油的作业工人最易罹患本病。

三、病因及发病机制

与职业性刺激性接触性皮炎相似，本病是被光激活的光敏物对皮肤毒理作用的结果，没有免疫过程。其特点是首次接触光敏物并光照即可发病。常见的光敏物有：煤焦油、沥青、蒽、吖啶、蒽醌基燃料、补骨脂素类、氯酚噻嗪、氨苯磺胺等。

四、临床表现

本病主要发生于夏季，皮损局限于面、颈、上胸"V"字区、手、前臂、手腕等暴露部位，有明显的光照界限。皮疹往往急性发作，一般在光照后数分钟到数小时发病。轻者局部皮肤出现潮红、肿胀，伴有烧灼、刺痛及不同程度的瘙痒；皮损表面干燥、光滑，眼睑周围可有不同程度的水肿（图 3-1）；在避光后，经过适当处理，一般在 2 ~ 3 天后局部脱屑而愈。严重者可在红斑、水肿的基础上出现浆液性大疱，疱破后糜烂、结痂，同时可伴有结膜炎及乏力、头痛、头晕、口渴、恶心、呕吐、腹痛、腹泻、咳嗽、胸痛等全身症状。皮炎愈后留有色素沉着是本病的特点之一。这种色素沉着有保护作用，若在同样条件下再接触，皮炎可再发，其症状较初次为轻，但局部皮肤色素沉着则日益加深。经过反复发作后，皮损变为亚急性或慢性过程，表现为皮肤干燥、粗糙，经久可呈苔藓样变。

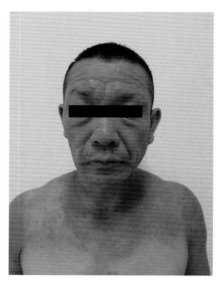

图 3-1　职业性光毒性接触性皮炎

五、辅助检查

根据明确的职业性光敏物接触史、发病前或发病时日光（紫外线）照射史及临床表现，结合现场职业卫生学调查和同工种发病情况进行诊断。

六、诊断及鉴别诊断

患者要有明确的、一定量的职业性光敏物接触史，并受到一定强度和时间的日光（紫外线）照射。同工种、同样条件下大多数人发病。一般首次接触光敏物并受日光（紫外线）照射后即可发病。轻者出现红斑、水肿伴有烧灼感；重者在红斑水肿的基础上出现水疱，常伴有眼结膜炎及全身症状，如头痛、头晕、乏力、口渴、恶心等。皮损多发生于面、颈、前臂等暴露部位，边界明显。反复发作者的局部皮肤除色素沉着外，还可见干燥、粗糙、轻度苔藓样变等慢性皮炎表现，脱离接触光敏物或避免日光（紫外线）照射后，炎症消退较快，局部可留有不同程度的色素沉着。

七、治疗

如发生职业性光毒性接触性皮炎，应及时清除皮肤上存留的光敏物，暂时避免接触光敏物及日光照射。告知患者注意避免接触药物和化学物可能引起的交叉反应。根据病情，按接触性皮炎对症治疗。治疗原则为：急性皮炎者，应以收敛、消炎、散热为主，用药以粉剂、洗剂为宜，也可用水包油型的霜剂。皮炎急性期忌用刺激性强的搽剂和阻碍散热的软膏类。有糜烂渗出者，不能用粉剂和洗剂，可给予湿敷。慢性皮炎者，应以软膏为主。

短期反复多次暴露于日光下有助于个体的脱敏。这种脱敏为非免疫性的，它通过增加个体黑色素的形成和角质层的增厚来晒黑。晒黑的皮肤产生光敏的可能性比浅色皮肤要低得多。但要注意日光（紫外线）的暴露剂量应从低逐渐增高，以免皮炎再次复发。

八、预防措施

- 为了减少本病的发病率，用人单位应对上岗前职工做皮肤科检查。有过敏性皮炎史和光敏性皮炎者，不宜从事接触光敏物、日光或人工紫外线的工作。
- 对从事容易发生光敏性皮炎工种的人群，还应定期做皮肤科检查，注意皮肤的色素变化和有无赘生物等。
- 预防职业性光毒性接触性皮炎的关键是改善劳动条件。用人单位应不断提高生产过程的机械化、自动化、密闭化程度；加强生产设备的管理、清洁和维修，防止作业环境被污染；安装有效的通风、排毒、除尘等设备，尽量减少车间内烟尘、粉尘浓度。
- 职工自身应加强个人防护，配备头巾、面罩、工作服、围裙、套袖、手套、胶靴等个人防护用品，并在使用中必须保持清洁；暴露部位皮肤须涂防晒皮肤防护剂。

九、预后

职业性光毒性接触性皮炎皮损消退较快，局部可留有不同程度的色素沉着。

第二节 职业性光变应性接触性皮炎

一、概述

职业性光变应性接触性皮炎是由于接触某些光敏物再经一定波长光线照射后所引起的一种免疫反应。

二、流行病学

参见本章"第一节,职业性光毒性接触性皮炎"。

三、病因及发病机制

与职业性变应性接触性皮炎相似,本病是一种由淋巴细胞介导的迟发型超敏反应。所不同的是,本病必须有光能参与才能引起炎症,即被光激活的光敏物(半抗原)与组织中蛋白质结合形成全抗原后引起Ⅳ型变态反应。因此本病发病有一定的潜伏期。致病光谱多为长波紫外线,初次接触光变应性物质和照光后并不发病,经过 5 ~ 14 天或更长时间再接触光变应性物质和光照时,一般在 24 h 内发病,发病与光照有明显关系。常见的光变应性物质有卤代水杨酰胺、酚类化合物、氯丙嗪、磺胺类、噻嗪类化合物等。本病的发病特点是同工种、相同条件下,仅少数人发病。此型在职业性皮肤病中比较少见。

四、临床表现

皮损初发于暴露部位,边界不清,常迅速向周围扩散,可延及遮盖部位皮肤以及全身。皮疹多呈湿疹样改变,即在红肿的基础上出现针头大小的密集丘疹、水疱,严重者可伴有少量渗出(图 3-2,图 3-3)。自觉瘙痒,亦可伴灼痛。如不停止接触,可反复发病,长期不愈。一般不伴有全身症状。愈后不留色素沉着,恢复后接触光变应性物质和光照,皮损可再发。少数患者可越发越轻,但亦有个别患者因持续发病而演变成"持续光敏反应"者，即使脱离接触，皮损仍迁延不愈。

五、辅助检查

皮肤光斑贴试验主要用于职业性光变应性接触性皮炎的诊断。

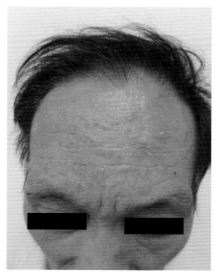

图 3-2　职业性光变应性接触性皮炎

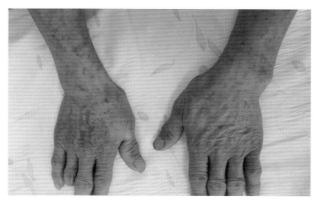

图 3-3　职业性光变应性接触性皮炎

光斑贴试验除了斑贴试验的所需物品外，还需要特制的光源，并且应在患者背部两侧平行贴敷两排，其中一排要始终避光，贴敷2天后暗处去除，判读结果后仍避光。而另一排在贴敷2天判读结果后经光源照射，然后遮盖避光，24～48 h后判读结果。未照射区无反应，照射区有反应者即为光斑贴试验阳性。需要注意的是，在职业性光变应性接触性皮炎的急性期不宜行光斑贴试验，在急性期过后2周才可进行试验。受试者试验前2周和试验期间不得使用糖皮质激素，试验前3天和试验期间不得服用抗组胺药物。

六、诊断及鉴别诊断

同职业性光毒性接触性皮炎相似，本病也要有明确的职业性光敏物接触史，并受到日光（紫外线）照射。但同工种、同样条件下仅少数人发病，初次接触不发病，从接触到被致敏常需5～14天或更久，致敏后再接触常在24 h内发病。皮损为水肿性红斑，边界不清楚，上有丘疹或水疱，有不同程度的瘙痒。皮损初发于接触部位，边界不清，可迅速向周围扩散，延及遮盖部位乃至全身，脱离接触后，病程一般历时2周左右，有时可持续数月或更长时间。皮肤光斑贴试验对诊断很有价值。症状严重程度与光敏物的致敏强度和个人身体素质有关。应根据临床特征，皮肤对长波紫外线（UVA）、中波紫外线（UVB）和可见光的反应以及皮肤光斑贴试验结果进行诊断不同类型持续性光反应，这不很困难。

七、治疗

本病的治疗同职业性光毒性接触性皮炎。另外，对于光变应性接触性皮炎的患者，可加服氯喹0.25 g，每日1次，以4～6周为1个疗程，可以减轻机体对光的敏感性。抗组胺药物可以减轻瘙痒，但不影响皮炎的病程演变。外用或内服皮质类固醇激素对减轻症状很有价值。对于敏感性增高或有感染者，则应配合全身治疗，根据病情需要给予脱敏或抗感染药物以及其他必要的对症处理。

八、预防措施

本病的预防措施同职业性光毒性接触性皮炎。对从事容易发生光敏性皮炎的工种，上岗健康检查时应做皮肤科检查。有光敏性皮炎史和光敏性皮炎者，不宜从事接触光敏物、日光或人工紫外线的工作。严重的光变应性皮炎和反复发作者，除必要的休息、治疗外，可考虑调换工种，避免接触光敏物。

九、预后

本病预后一般无明显的色素沉着。个别患者因持续发病而演变成"持续光敏反应"者，即使脱离接触光敏物，皮损仍迁延不愈，呈苔藓样改变。

参考文献

［1］赵辨．中国临床皮肤病学．南京：江苏科学技术出版社，2010：770-772.

［2］薛春，李斌，张寿林．职业性光接触性皮炎．中国工业医学杂志，2004，17（6）：381-383.

［3］王学民，袁肖海，储蕙．职业性光接触性皮炎的诊断与处理．中国工业医学杂志，2005，18（1）：60-64.

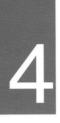

4 职业性接触性荨麻疹

（彭世光　陈云刘）

一、概述

职业性接触性荨麻疹是指在职业工作中接触化学、物理及生物类致敏原或刺激物后，发生的以风团、红斑、水肿为主要临床表现的皮肤疾病。

二、流行病学

本病多见于职业过程中接触特定致病原的人群，如医疗保健工作者、食物加工者、橡胶产业工作者、制药业工作者、美发美容业工作者以及畜牧养殖业工作者。目前尚缺乏全面的流行病学数据。2014 年我国学者陶宗江等调查了 8 家医院共计 11 782 名医护人员，发现职业接触性荨麻疹患者 17 例，约占总调查人数的 0.14%。

三、病因及发病机制

职业接触性物质包括各类动物皮毛、蔬菜、水果、食品添加剂、纺织品、橡胶制品及化学试剂等。天然乳胶是常见的职业性接触性荨麻疹的致病原。据统计，在欧洲的医务工作者中有 17% 对乳胶过敏，在普通人群中为 1%～3%，其中以对有粉手套的过敏比例较高。此外，还有青霉素、豆腐、马铃薯、硫酸镁等物品诱发接触性荨麻疹的文献报道。

根据发病机制，职业性接触性荨麻疹可分为两类：免疫性及非免疫性。

免疫性职业性接触性荨麻疹主要由与 IgE 相关的 I 型超敏反应介导，少数由 II 型、III 型免疫反应介导。IgE Fc 段首先致敏肥大细胞和嗜碱性粒细胞，当机体再次接触特异性致敏原，致敏原通过与 IgE 抗体特异性结合，促使肥大细胞或嗜碱性粒细胞脱颗粒，释放组胺、缓激肽、花生四烯酸代谢产物等生物活性物质，从而导致小血管扩张、血管通透性增加、平滑肌收缩及腺体分泌增加。该型可分为由组胺介导的速发相反应及由白三烯等介导的迟发相反应。临床表现的严重程度与致病原的剂量、致敏途径及个体的敏感度有关。

非免疫性职业性接触性荨麻疹又称刺激性职业性接触性荨麻疹，该型没有前期致敏过程，刺激物直接作用于肥大细胞，使肥大细胞释放组胺及其他介质，即刻出现皮损，皮疹多在数小时内消退。

四、临床表现

本病常在暴露特定致病原后 30 min 内发病，持续几小时至 24 h 后消失。最常见的累及部位为手，还可以出现在手臂、面部等部位。皮损表现为大小不等的红色风团，呈圆形、椭圆形、环形或不规则形，开始孤立或散在，逐渐扩大并可融合成片；微血管内血清渗出急剧时，风团可呈苍白色，皮肤凹凸不平，呈橘皮样。常伴有瘙痒、刺痛或烧灼感等自觉症状。消化道黏膜受累时，可出现恶心、呕吐、腹痛和腹泻等症状；呼吸道受累时，可出现胸闷、憋气、呼吸困难等症状；严重时，甚至可出现喉头水肿、过敏性休克等。

根据受累范围及严重程度不同，可分为 4 期。I 期：皮损局限于接触部位；II 期：皮疹泛发，非接触部位亦出现风团（图 4-1）；III 期：同时存在皮肤及皮肤外表现，如支气管哮喘、鼻炎、结膜炎、血管性水肿、胃肠道表现等；IV 期：存在严重过敏反应，如过敏性休克。

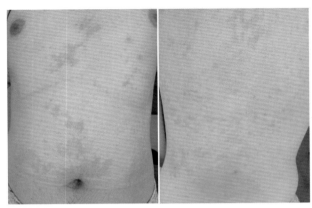

图 4-1　Ⅱ期职业性接触性荨麻疹。皮疹泛发，非接触部位亦出现风团

五、辅助检查

常用的辅助检查包括：①斑贴试验、点刺试验，实验之前须停用抗组胺药物 3 天以上，停系统性使用糖皮质激素 2 周以上；②检测血液中的总 IgE 及特异性 IgE。

六、诊断及鉴别诊断

诊断依据：临床表现为风团、红斑、水肿；有职业性接触史；皮损发生与接触致敏原有时间相关性；再次接触可复发。

鉴别诊断包括其他原因引起的荨麻疹、丘疹性荨麻疹、荨麻疹性血管炎以及色素性荨麻疹。

七、治疗

1. 治疗原则　以抗过敏及对症处理为主。

2. 局部治疗　止痒液、炉甘石洗剂、锌氧洗剂等用于清凉止痒。

3. 全身治疗

- 口服药物治疗：首选抗组胺药物，必要时可增加剂量或联合用药。抗组胺药物效果不佳时，可选用紫外线照射或抗白三烯等二线治疗。症状仍无改善时，可加用糖皮质激素、环孢素、生物制剂及免疫球蛋白等三线治疗药物。

- 伴有系统症状时，如出现消化道、呼吸道受累，甚至喉头水肿、过敏性休克时，应注射抗组胺药物并系统使用激素治疗。必要时给予肾上腺素等急救药物治疗。

八、预防措施

注意日常饮食，避免诱发因素；注意个人和环境卫生，避免不良刺激；还须注意药物因素引起的过敏；保持健康心态，提高身体抵抗力；加强职业防护，包括改善劳动条件、使用个人防护用品等，避免再次接触致敏原或刺激物。

九、预后

本病总体预后良好。

参考文献

［1］王兴刚，杨惠敏，尹晓慧，等. 不同地区八家医院医务人员职业性接触性荨麻疹发病情况的调查［A］. 中华劳动卫生职业病杂志，2014，32（8）：595-596.

［2］Suneja T，Belsito DV. Occupational dermatoses in health care workers evaluated for suspected allergic contact dermatitis. Contact Dermatitis，2008，58（5）：285-290.

［3］中华医学会皮肤性病学分会免疫学组. 中国荨麻疹诊疗指南（2014 版）. 中华皮肤科杂志，2014，47（7）：514-516.

［4］梁碧华，朱慧兰. 可诱发性荨麻疹. 皮肤性病诊疗学杂志，2015，22（06）：464-469.

5 职业性痤疮

（王　奔　李菁园）

一、概述

职业性痤疮是指生产劳动过程中接触矿物油类或某些卤代烃类化学物质所引起的皮肤毛囊、皮脂腺系统的慢行炎症损害。多见于长期接触矿物油类或某些卤代烃类物质者。临床表现类似于寻常痤疮。本病根据不同致病因素可分为两大类：①因接触石油、煤焦油及其分馏产品等引起，称为油痤疮；②因接触卤代烃类化学物质引起，称为氯痤疮。

二、流行病学

本病常见于高暴露人群，如化工厂工人、长期使用卤代烃类化学物质的人群及相关污染地区的居民等。有学者在对焦化厂工人进行流行病学调查发现，148名受检工人中，油痤疮8例，年龄均在40岁以上，工龄超过10年。

三、病因及发病机制

在生产中接触以下化合物的劳动工人均有可能发生职业性痤疮。这些化合物总体可分为两大类：一是石油和煤焦油及其分馏产品，如柴油、原油、机油、润滑油、凡士林、植物油、沥青、杂酚油、焦油等；另一类为卤代烃类化学物质，主要包括多氯萘、多溴萘、多氯二苯、多溴二苯、多氯酚、多溴酚、多氯氧芴、二噁英、聚氯乙烯热解物等，它们最常见于杀真菌剂、杀虫剂、除草剂和木防腐材料。此外，某些激素类药物在生产过程中引起的药源性痤疮及使用油彩化妆造成的化妆品痤疮也属于职业性痤疮的范畴。除上述病因外，发病还与患者年龄、个人身体素质、卫生状况、工作条件、轮班制度有着密切的关系。

1. 油痤疮（oil acne） 本病发病与以下几个重要因素的交互作用相关：矿物油对皮脂腺的化学性刺激可以引起毛囊口上皮细胞角化过度与增殖，导致皮脂腺排出障碍；与此同时，机械性阻塞造成毛囊形成黑头粉刺，也可导致类似寻常痤疮的表现。此外，油痤疮的发生也与皮脂腺生理功能的活跃程度有关，故有报道在工龄相同的群体中，年轻人的发病率较高，这可能也与工作上缺乏经验与保护措施有关。

2. 氯痤疮（chloracne） 本病由暴露在特定卤多化环烃引起，其发病机制可能与皮脂腺鳞状上皮增生以及毛囊外根鞘部位的增粗相关。卤代烃类化学物质通过使未分化的皮脂腺细胞转化为角质形成细胞，导致细胞增殖角化，从而形成黑头粉刺及囊肿。有学者测量了暴露于六氯苯中的氯痤疮工人血液中六氯苯，并与未暴露工人做对比，并将其血液浓度换算为四氯苯二噁英的毒性当量，得出当血液中四氯苯二噁英的毒性当量达到 650 ～ 1200 pg/g 时会发生氯痤疮。

四、临床表现

职业性痤疮易发生于脂溢性体质的人群。大多数接触部位都易发病，潜伏期一般在 1 ～ 4 个月，脱离接触致病物皮损可好转，恢复接触后可能复发。

（一）油痤疮

皮损好发于易受油脂污染及被油脂浸渍的摩擦部位，如手背、前臂伸侧、双颊部、眼睑、耳郭，前胸、后背、腹部、臀部均可受累。一般接触致病物后 1 ～ 4 个月发生。临床表现主要分为两类：

一类是黑头粉刺，起初为皮肤干燥，毛孔显露、扩大，中央有黑点，高出皮面，有凸起感；皮损常簇集成群而不融合，进一步发展则可见毛囊口黑色脂栓形成，逐渐发展为大的黑头粉刺。另一类为丘疹性损害及毛囊炎，丘疹性损害主要为粟粒大小至绿豆大小的暗红色丘疹，中等硬度，不化脓，毛囊炎同寻常痤疮表现类似，常反复发生，留有瘢痕。

（二）氯痤疮

氯痤疮与寻常痤疮的不同之处在于其主要表现为开放性粉刺（黑头粉刺），好发于两侧颞部及耳后，亦可波及阴囊、躯干等部位。其首发症状为皮肤过度油腻，同时或随后出现大量开放性粉刺。病情较轻者多局限于眼周，并越过鬓角延伸到耳朵；较重者分布可非常广泛，尤其是颞部与面部其他区域，以及耳后和手臂。开放性粉刺常伴有充满液体的囊肿，且体毛增加，颜色更深。随着病情进展，面部、耳后、颈部、臀部、阴囊和大腿部位会出现毛囊口角化和粟丘疹样皮损，并伴有独特的黄色表皮样囊肿（有些会发炎）（图5-1）。有人认为这种囊肿是氯痤疮特征性体征之一，皮肤会增厚，甚至出现脱屑或剥脱。在严重病例中，痤疮会导致开放性溃疡和永久性瘢痕。皮损消退缓慢，少数会全部消退；较严重者，痤疮会存留数年，而且在不暴露于致病物的情况下仍可持续较长时间。系统

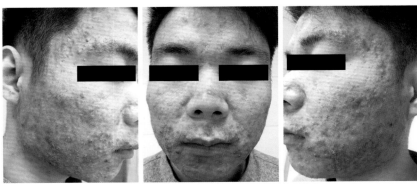

图 5-1　接触三氯吡啶醇所致痤疮

性暴露的部位如眼、肝及神经系统亦可受累，部分致氯痤疮的物质可致癌。

五、组织病理

职业性痤疮的病理表现和寻常痤疮的类似，其病理改变和临床分期改变平行。早期损害可见微粉刺，轻度扩张的毛囊内嵌有脱落的角质形成细胞，开口较小，颗粒层明显；闭合粉刺中，毛囊进一步扩张，形成紧致的囊性结构；在囊腔内，有嗜酸性的角质碎屑毛发和细菌等。开放性粉刺有宽大的毛囊性开口，毛囊扩张，周围毛细血管可有轻度单核细胞浸润。随着毛囊上皮不断扩张，囊内容物不可避免破入真皮，迅速引起炎症反应；中性粒细胞浸润首先出现，形成脓疱，随后出现异物肉芽肿性炎症，最终形成瘢痕（图5-2，图5-3）。

氯痤疮中可见小的漏斗状囊肿和充满正角化填充物的扩张漏斗。

六、辅助检查

发生职业性痤疮时，通常存在全身化学物中毒的相应表现。须根据接触的不同化学物中毒特点，监测血常规、肝功能、肾功能、

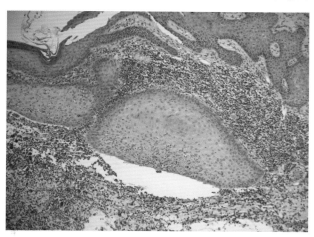

图 5-2　毛囊周围大量中性粒细胞浸润

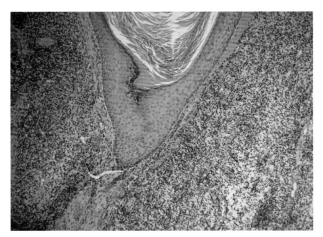

图 5-3 毛囊口扩张，其周围大量中性粒细胞浸润

心电图及其他相关检查，必要时进行人体标本的毒物或其代谢产物检测。

七、诊断及鉴别诊断

（一）诊断

根据患者明确的职业接触史以及特有的临床表现和发病部位；参考患者的工龄、发病年龄、作业环境及流行病学调查资料；结合对患者病情的动态观察，进行综合分析，排除寻常痤疮及非职业性外源性痤疮，方可诊断。

1. 油痤疮　有明确的、较长时间的接触煤焦油、沥青及高沸点馏分的矿物油的职业史；接触部位发生多数毛囊性损害，表现为毛孔扩张、毛囊口角化、毳毛折断及黑头粉刺。常有炎性丘疹、毛囊炎、结节及囊肿。较大的黑头粉刺挤出黑头脂质栓塞物后，常留有凹陷性瘢痕。皮损一般无自觉症状或有轻度痒感或刺痛。多发生于眼睑、耳郭、四肢伸侧，特别是与油类浸渍的衣服摩擦的部位，而不限于面、颈、胸、背、肩等寻常痤疮的好发部位。

2. 氯痤疮　发病前有较长时间的接触多氯苯、多氯酚、多氯萘等化学物质的职业史；接触部位发生成片的毛囊性皮损，表现以黑头粉刺为主。初发时常在眼外下方及颧部出现密集的针尖大的小黑点，日久则于耳郭周围、腹部、臀部及阴囊等处出现较大的黑头粉刺，伴有毛囊口角化，间有粟丘疹样皮损，炎性丘疹较少见。耳郭周围及阴囊等处常有草黄色囊肿。

（二）鉴别诊断

主要与寻常痤疮相鉴别。寻常痤疮有固有的发病年龄和好发部位；而职业性痤疮好发于任何年龄和所有接触部位，这在鉴别诊断中有较重要的意义。

八、治疗

- 治疗原则主要包括避免致病物，有些类型比较顽固，可参照寻常痤疮的治疗原则，对症处理；及时清除皮肤上存留的致病物；囊肿较大者可考虑手术切除。
- 职业性痤疮一般不影响劳动能力，在加强防护的情况下，可继续从事原工作。合并多发性毛囊炎、多发性囊肿及聚合性痤疮治疗无效者，可考虑调换工作，避免接触致病物。

九、预防措施

溢脂性皮炎或严重痤疮患者不宜从事接触致病物的工作。改进生产过程中的操作方法，做到机械化和密闭化，减少接触油污的机会。工人应加强个人防护，工作时穿戴好防护衣、防护帽、口罩、手套等，工作后更换衣帽，及时清洗皮肤，避免或减少接触致病物。

十、预后

职业性痤疮虽然对劳动能力没有影响，但会影响患者皮肤的美观程度，对患者心理产生不良影响，应引起职业病防治工作者的重视。同时，由于缺乏职业病危害的相关知识，患者往往先去皮肤科就诊，而忽略职业性致病因素。因此，提醒临床医师遇到此类患者时须注意患者有无职业性皮肤病的可能，以免患者接触致病物时间延长，病情加重，影响治疗。

参考文献

［1］中华人民共和国卫生部. 职业性皮肤病的诊断总则：GBZ 18-2013. 北京：中国标准出版社，2013：4.

［2］Caramaschi F，Del Corno G，Favaretti C，et al. Chloracne following environmental contamination by TCDD in Seveso，Italy. Int J Epidemiol. 1981，10（2）：135-143.

［3］何凤生. 中华职业医学. 北京：人民卫生出版社，1999：1043-1045.

［4］Tindall JP. Chloracne and chloracnegens. J Am Acad Dermatol，1985，13（4）：539-558.

6 三氯乙烯职业性药疹样皮炎

（彭世光　郑　艺）

一、概述

三氯乙烯（trichloroethylene，TCE）是一种易挥发的卤代烃类有机工业原料，广泛应用于五金、电镀、电子、织物干洗、玩具生产、印刷等行业。三氯乙烯职业性药疹样皮炎（occupational medicamentosa-like dermatitis induced by trichloroethylene，OMDT）是在患者执业活动过程中，TCE通过呼吸道和皮肤吸收进入机体所致，以皮肤和黏膜损害、发热、肝损害和浅表淋巴结肿大为主要临床表现，类似于某种药物通过各种途径进入人体后引起的药疹（药物性皮炎）。长期的TCE职业暴露会增加罹患肿瘤的风险，并可损伤生殖系统及神经系统。

二、流行病学

三氯乙烯职业性药疹样皮炎是我国近年来出现的职业性皮肤病，其特点为患者群体特殊、起病急骤、临床过程凶险、后果严重。既往发病主要集中在珠江三角洲地区，近年来在广西、河南、北京等地亦有发生接触TCE引起的严重皮肤损害患者，迄今累计数百例，并出现多起死亡病例，已成为新的职业性危害问题。

三、病因及发病机制

患者接触含有TCE的有机溶剂后可罹患本病。

目前普遍认为本病属于Ⅳ型变态反应，其特点如下：①患者均有明确的 TCE 接触史，但发病与接触浓度间无明显剂量-效应关系，接触浓度低亦可发病；②接触人群中仅个别发病；③具有一定潜伏期，平均 30 天；④皮肤病并不局限在接触部位；⑤部分病例痊愈后重新接触 TCE 于 24 h 内发病，TCE 或其代谢产物皮肤斑贴试验阳性；⑥外周血嗜酸性粒细胞可能增高；⑦抗过敏治疗，特别是糖皮质激素治疗有效；⑧ TCE 的致敏作用在动物实验中也有表现，并发现 TCE 致敏的豚鼠皮肤病例组织学检查结果与 2,4- 二硝基氯苯致敏的阳性对照组豚鼠相同。

在对三氯乙烯职业性药疹样皮炎患者基因多样性的研究中发现，人类白细胞抗原 DQ、DR、DM 的基因（*HLA-DQ*、*HLA-DR*、*HLA-DM*）多样性与患者个体易感性相关。CD$_4$、CD$_8$ 阳性 T 细胞比例在 TCE 中毒患者中升高，且免疫球蛋白 IgM 明显降低，提示本病的发生可能与机体免疫异常有关。

四、临床表现

本病潜伏期约为 30 天。部分患者发病前 1～2 周可出现头晕、乏力、恶心等前驱症状。主要临床表现为皮疹、发热、肝损害和浅表淋巴结肿大。皮损可表现为剥脱性皮炎、大疱性表皮坏死松解症、多形红斑以及重症多形红斑，并常伴系统性损害，以肝损害最为显著，还可累及肾、心脏及神经系统等。部分患者病情迁延可合并感染、脏器衰竭而死亡。本病病程一般为 1～1.5 个月，少数患者持续超过 4 个月。

剥脱性皮炎早期常呈对称性、泛发性红色斑丘疹（包括以红斑、毛囊性丘疹为特征的猩红热皮疹），迅速发展至全身，部分可融合成片状红斑，皮疹肿胀，也可呈泛发性丘疹、水疱。晚期则均明显脱屑，鳞屑大小不等，掌跖部位则呈手套、袜套样脱屑。面部水肿，可见溢液结痂，特别是眶周水肿，黏膜处亦可受累，是 TCE 所致剥脱性皮炎的常见特征（图 6-1）。

重症多形红斑与大疱性表皮坏死松解症在临床表现方面相似之处较多，较难鉴别。也有的病初表现为重症多形红斑，以后发展为大疱性表皮坏死松解症。

五、辅助检查

三氯乙烯职业性药疹样皮炎患者常伴有肝损害，表现为肝功能异常、黄疸、低蛋白血症、肝脾大，因此应行血生化和肝功能检查

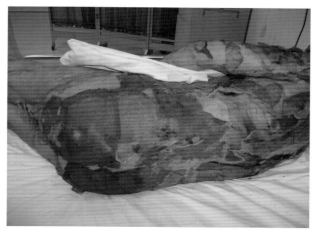

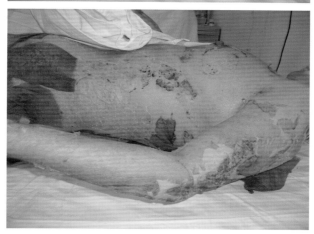

图 6-1 三氯乙烯导致剥脱性皮炎

（转氨酶和胆红素）以及肝、胆、脾超声检查。血常规检查可见白细胞增高，嗜酸性粒细胞偏高。尿液三氯乙酸含量测定可作为近期接触 TCE 的指标。斑贴试验可能有助于诊断，但应结合职业接触史、临床表现和现场调查资料等综合分析。斑贴试验应在病愈一段时间后进行，以避免加重病情。

六、诊断及鉴别诊断

（一）诊断

- 发病前有明确的 TCE 接触史。
- 具有一定的潜伏期。
- 皮损表现为剥脱性皮炎、大疱性表皮坏死松解症、多形红斑或重症多形红斑。
- 伴肝、肾或其他脏器损害。

（二）鉴别诊断

本病须与药物性皮炎、泛发性湿疹、病毒疹、红皮病型银屑病、内脏恶性疾病的皮肤表现等相鉴别。

七、治疗

- 正确使用糖皮质激素。治疗原则为早期、足量和适量维持。视皮疹及全身状况，逐步减少糖皮质激素剂量。密切观察减量过程中的反跳现象。
- 及时处理各种并发症。

八、预防措施

- 严格的就业体检，对特殊敏感个体要妥善安排。
- 改善劳动条件，加强生产设备的管理、清洁和维修，尽可能做到生产机械化、自动化、密闭化，防止 TCE 污染作业环境。
- 加强个人作业防护、佩戴个人防护用品可有效预防本病的发生。

- 积极寻找可替代 TCE 作用的化学品。

九、预后

剥脱性皮炎和轻症多形红斑型三氯乙烯职业性药疹样皮炎患者预后良好；重症多形红斑和大疱性表皮坏死松懈症型三氯乙烯职业性药疹样皮炎患者预后不佳，甚至出现死亡。本病的早期诊断与早期治疗有助于改善患者预后。

参考文献

［1］赵辨．中国临床皮肤病学．南京：江苏科学技术出版社，2010，773-773.

［2］夏丽华，丘创逸，李来玉，等．《职业性三氯乙烯药疹样皮炎诊断标准》编制说明．中国职业医学，2006，33（5）：383-385.

［3］刘建军．加强预防三氯乙烯的职业健康危害．中华预防医学杂志，2015，49（3）：193-195.

［4］徐辉，冷静，沈彤，等．我国职业性三氯乙烯药疹样皮炎研究进展．中国工业医学杂志，2011，24（3）：196-199.

7 化学烧伤

（曹嘉力　谭亚琦）

一、概述

化学物质及其反应热所造成的急性皮肤损害称为化学烧伤（chemical burn），它常常合并眼、呼吸道损伤及中毒，因而化学烧伤不仅有其致伤环境的特殊性，还有其独特的临床特点。在封闭或半封闭的环境中，患者体表皮肤化学烧伤的同时，也往往伴有吸入性呼吸道损伤，黏膜出现广泛而显著的充血、水肿、假膜形成、出血、坏死等。

二、流行病学

化学烧伤多见于发展中国家，占烧伤患者的15%～20%。致伤原因以工伤为主，致伤物质多样化，但仍以酸碱烧伤最为多见。

三、病因及发病机制

化学物质接触人体后可产生局部损害及全身损害，其损害程度与化学物质的性质、剂量、浓度、接触时间及面积、处理是否及时有效等因素有关。

（一）局部损害

化学物质对局部组织的损害有氧化作用、还原作用、腐蚀作用、细胞质毒、脱水作用等。这是由化学物质的性质所决定的，一种化学物质可同时存在以上几种作用。酸烧伤，一般由于组织蛋白质凝固，形成一层痂壳，可防止进一步损害；碱烧伤后形成脂肪皂化，并产生可溶性碱性蛋白，故对局部创面有继续损害的过程；磷烧伤后形成磷酸，可继续损害组织。

（二）全身损害

化学物质可通过正常皮肤、创面、呼吸道、消化道等吸收，导致中毒及内脏器官的破坏。化学烧伤的死亡率明显高于一般烧伤，这是由化学毒物引起的中毒及其并发症所致。由于多数化学物质是由肝代谢、肾排泄，故肝、肾损害较多见。常见的有中毒性肝炎、急性重型肝炎、急性肾衰竭及肾小管肾炎等。某些化学蒸气直接刺激呼吸道而致损伤，引起肺水肿及吸入性损伤。有些化学物质可抑制骨髓，破坏红细胞，引起贫血或溶血。有的还可引起中毒性脑病、脑水肿、神经损害等。

四、临床表现

化学烧伤是一种急性刺激反应，会造成不可逆的皮肤损伤以及细胞死亡。根据化学物质的性质，可能在一次暴露后就发生。最初的症状包括烧灼感和刺痛，并逐渐发展为红斑、水疱、糜烂，然后形成溃疡。通常在暴露后很快出现症状，但也有一些化学物，例如苯酚和弱氢氟酸，会延迟发作。常见的致病物及其化学烧伤的临床表现如下：

（一）酸烧伤的临床表现

强酸例如硫酸、硝酸、盐酸、铬酸、氢氟酸、草酸等能导致较严重的化学烧伤。

硫酸、盐酸、硝酸烧伤的发生率较高，占酸烧伤的 80%。硫酸烧伤创面呈黑色或棕黑色，盐酸为黄色，硝酸为黄棕色。此外，颜色改变与创面深浅也有关系，潮红色最浅，其次是灰色、棕黄色、黑色较深。酸烧伤后由于痂皮掩盖，早期对深度的判断较一般烧伤困难，不能因无水泡而判断为轻度烧伤。硫酸、盐酸、硝酸在液态时可引起皮肤烧伤，气态时吸入可致吸入性损伤。三种酸比较：在同样浓度下，液态时硫酸作用最强，气态时硝酸作用最强。吸入气态硝酸后，数小时即可出现肺水肿。它们被口服后均可造成上消化道烧伤、喉水肿及呼吸困难，甚至溃疡、穿孔。

氢氟酸是氟化氢的水溶液，无色透明，具有强烈腐蚀性，并具有溶解脂肪和脱钙的作用。氢氟酸烧伤后，创面起初可能只有红斑或皮革样焦痂，随后即发生坏死，向四周及深部组织侵蚀，渗透会持续好几天，可伤及骨骼使之坏死，形成难以愈合的溃疡，疼痛可够持续几天，这是接触氢氟酸和其他氟化物的典型症状。

弱酸如乙酸等也能导致化学烧伤。Bunick CG 等报道了皮肤局部使用苹果醋后造成的化学烧伤；它们的特点是使组织脱水，蛋白质沉淀、凝固，故烧伤后创面迅速成痂，从而形成一道屏障，阻止进一步向深部侵蚀。

（二）碱烧伤的临床表现

强碱例如氢氧化钠、氢氧化钙、氢氧化钾、湿性混凝土、氰化钠和氰化钾也能导致化学烧伤。碱烧伤的特点是碱与组织蛋白质结合，形成碱性蛋白化合物，以及由此产生的脂肪酸皂化会形成皂类，帮助强碱渗透到皮肤的深层。因此，他们造成的伤害比多数酸类（除了氢氟酸）更严重。疼痛也是这种损伤的特征。

苛性碱如氢氧化钠与氢氧化钾，具有强烈的腐蚀性和刺激性。其烧伤后创面呈皂状焦痂，色潮红，一般均较深，通常在深Ⅱ度以上，疼痛剧烈；创面组织脱落后，创面凹陷，边缘潜行，往往经久不愈。

氧化钙（生石灰）与水生成氢氧化钙（熟石灰），并放出大量的热。石灰烧伤时创面较干燥，呈褐色，颜色较深。

氨水极易挥发释放氨气。氨气具有刺激性，吸入后可引起喉痉挛、喉头水肿、肺水肿等吸入性损伤。接触氨水后，创面浅度者有水疱，深度者创面干燥呈黑色皮革样焦痂。

（三）磷烧伤的临床表现

磷烧伤在化学烧伤中居第三位，仅次于酸、碱烧伤。除磷遇空气燃烧可致烧伤外，还由于磷氧化后生成五氧化二磷，此过程对细胞有脱水和夺氧作用。五氧化二磷遇水后生成磷酸并在反应过程中产热使创面继续加深。吸入磷蒸气可引起吸入性损伤；磷及磷化物经创面和黏膜吸收可引起磷中毒。

磷系细胞质毒，能抑制细胞的氧化过程。磷被吸收后在肝、肾组织中含量较多，易引起肝、肾等脏器的广泛损害。磷烧伤后，患者主要表现为头痛、头晕、乏力、恶心，重者可出现肝、肾功能不全，肝大，肝区痛，黄疸，少尿或无尿，尿中有蛋白和管型。由于吸入性损伤及磷中毒可引起呼吸急促，刺激性咳嗽，肺部闻及干、湿啰音，重者可出现肺功能不全及急性呼吸窘迫综合征；胸部 X 线片提示间质性肺水肿、支气管肺炎。部分患者可有低钙、高磷血症、心律失常、精神症状及脑水肿等。磷烧伤创面多较深，可伤及骨骼，创面呈棕褐色，Ⅲ度创面暴露时可呈青铜色或黑色。

（四）氰化物烧伤的临床表现

氰化物进入人体内后，氰离子迅速与氧化型细胞色素氧化酶的三价铁结合，阻碍其细胞色素还原为带二价铁的还原型细胞色素氧化酶，使细胞不能得到足够的氧，造成"细胞内窒息"，故易致呼吸中枢麻痹，并造成死亡。氰化物中毒的主要临床表现：氰化物具有刺激性，接触皮肤后会引起红斑、糜烂及溃疡，亦会经皮肤迅速吸收导致全身症状，如乏力、胸痛、胸闷、头晕、耳鸣、呼吸困难、心律失常、瞳孔缩小或扩大、阵发性或强直性抽搐、昏迷，最后呼吸停止、心脏停搏而死亡。

（五）其他有机和无机化学物质烧伤的临床表现

其他有机和无机化学物质例如重铬酸钾、砷酸盐、酚类化合物亦可导致皮肤化学烧伤。苯酚和未硬化的酚醛树脂容易渗透皮肤；

神经损伤可能会使皮肤感觉消失，一般伴有皮肤损伤；血管收缩可能会加重坏死；在全身吸收后，可能会发生休克和肾损伤。环氧乙烷气体用于对医疗仪器、纺织品和塑料材料进行灭菌；如果在使用前没有彻底挥发，环氧乙烷能在这些物体表面存留数天，使暴露来源不明。聚维酮碘是临床常用的消毒液，但是也有引起医源性化学烧伤的危险，尤其是在皮肤消毒处没有完全干燥时外用止血带。

五、辅助检查

某些职业性化学烧伤可伴有全身化学中毒或迟发性中毒，此时须根据接触的不同化学物质的中毒特点，监测血常规、肝肾功能、电解质、心电图及其他相关检查，必要时进行人体标本的毒物或其代谢产物检测。

六、诊断及鉴别诊断

化学烧伤多有明确的化学物质接触史。根据患者的临床病史及接触史等情况不难做出诊断。化学烧伤的早期诊断要注意以下5点：

1. 化学致伤物的性质　目前市场上可见的化学物质种类繁多，有时很难分辨，在积极处理的同时可做检验和鉴定，以协助诊断。

2. 烧伤深度　溴烧伤时，早期创面呈浅棕色，无渗出，肿胀轻；硫酸烧伤时，有棕褐色厚痂形成；酚类烧伤时，创面痛觉减退。这些现象都影响对烧伤深度的判断，因此诊断时要不断地核对，力求准确。

3. 有无吸收中毒　要尽量早期发现，早期治疗。

4. 掌握化学致伤物的病理特点　化学致伤物与皮肤的接触时间比单纯的热力烧伤的接触时间长。化学物质的损害是进行性的，往往在一个很长的时间内，持续在皮肤表面、深部和水疱下发挥作用，直到该化学物质在组织中反应或中和完毕。

5. 熟悉各类化学致伤物的烧伤特点　某些化学物质除引起局部

组织烧伤外，还可经创面吸收引起全身中毒和某些脏器损伤。因此在处理化学烧伤时，必须考虑有无吸收中毒的可能，及早采取有效的针对性救治措施。

七、治疗

（一）一般处理方法

化学烧伤后的现场急救和早期处理十分重要。一般来说，化学致伤物与皮肤接触时间比单纯的热力烧伤的接触时间长，烧伤损害呈进行性，直到该化学物质在组织中反应或中和完毕为止。许多化学物质可经烧伤创面吸收导致中毒，引起肝、肾等脏器的损害，甚至造成急性肾衰竭等严重并发症。迅速脱离现场、及时清洗是防止化学物质继续损害人体的最重要措施。烧伤后应立即脱离污染物，用大量流动冷水冲洗 30 min 以上。清洗时要遍及各个受害部位，尤其要注意眼、耳、鼻、口腔等处。用冷清水冲洗创面，不仅可机械清创、稀释和清除化学物质、减少创面损伤、减低烧伤深度，还可降低局部皮肤及皮下组织温度，减轻毛细血管扩张及血管壁的通透性，减少渗出及刺激网状内皮系统，减少毒物吸收，使组织损伤控制在最小范围内，此外还可减轻疼痛，促进创面修复。对于一些特殊部位如颜面部、双眼的化学烧伤，在现场应优先处理，以避免或减轻毁容、失明等严重后遗症。

及时确认是否伴有化学物质中毒，并按其救治原则及时治疗。如一时无法获得解毒剂或无法肯定致毒物质时，可先采取大量高渗葡萄糖和维生素 C 静点、给氧、输新鲜血液等措施；如无禁忌，应尽早使用利尿剂，然后根据情况选用解毒剂。

对化学烧伤患者按烧伤的治疗方法进行休克复苏及创面处理，早期切除Ⅲ度焦痂，消除深Ⅱ度创面坏死组织，以切断毒物来源。及时处理合并症及并发症，必要时请相关科室协助诊治。

（二）针对病因处理

酸烧伤后，应立即用纸或布轻轻沾去残留酸，切忌擦破皮肤，然后用大量水冲洗；冲洗后，可用 5% 碳酸氢钠溶液或氧化镁、肥皂水等中和留在皮肤上的氢离子；中和后，仍继续冲洗。创面采用暴露疗法，如为深Ⅱ度或Ⅲ度烧伤，可结合切削痂植皮术。对吸入性损伤者按其常规处理。吞食强酸者，可口服牛奶、蛋清、氢氧化铝凝胶、豆浆、镁乳等，禁忌洗胃或用催吐剂。

氢氟酸烧伤的关键在于早期处理。应立即用大量流动水冲洗，至少 30 min，也有主张冲洗 1 ~ 3 h；冲洗后创面可涂氧化镁甘油（1：2）软膏，或用饱和氯化钙或 25% 硫酸镁溶液浸泡，使表面残余的氢氟酸沉淀物转化为氟化钙或氟化镁。忌用氨水，以免形成有腐蚀性的二氟化铵（氟化氢铵）。如疼痛较剧烈，可用 5% ~ 10% 葡萄糖酸钙（0.5 ml/cm^2）加入 1% 普鲁卡因，皮下及创周浸润，以减轻进行性损害。若创面有水疱，应予以去除。烧伤波及甲下时，应拔除指（趾）甲。对于Ⅲ度创面，应早期切削痂植皮。

苯酚被人体吸收后主要对肾产生损害，其腐蚀、穿透性均较强，对组织有进行性浸润损害，故急救时首先用大量流动冷水冲洗，然后再用 70% 乙醇冲洗或包扎。对深Ⅱ度或Ⅲ度烧伤创面应早期切痂或削痂。

皮肤、黏膜接触草酸后易形成粉白色顽固性溃烂，且草酸与钙结合使血钙降低，故处理时在用大量冷水冲洗皮肤的同时，应及时对局部及全身应用钙剂。

苛性碱烧伤的处理关键在于早期及时用流动冷水长时间冲洗。深度创面亦应早期切削痂。误服苛性碱后，禁忌洗胃、催吐，以防胃与食管穿孔，可口服小剂量橄榄油、5% 醋酸、食用醋或柠檬汁。对于坏死组织自然脱落形成肉芽创面者，在肉芽创面上以 1% 枸橼酸溶液湿敷 24 h 可降低 pH，提高植皮成活率。

生石灰烧伤时，注意在用水冲洗前应先将石灰粉末擦拭干净，以免产热加重创面。

磷烧伤后，应立即扑灭火焰，脱去污染的衣服；创面用大量清水冲洗或浸泡于水中。仔细清除创面上的磷颗粒，避免与空气接触。

若一时无大量清水，可用湿布覆盖创面。为避免吸入性损伤，患者及救护者应用湿的手帕或口罩掩护口鼻。患者入院后，用 1% 硫酸铜清洗残留磷形成黑色磷化铜，便于清除，然后再用清水冲洗创面或浸泡于水中。应用镊子仔细清除残余创面的磷化铜，再用清水冲洗后，用 5% 的碳酸氢钠溶液湿敷创面，中和磷酸，4～6 h 后改用包扎，严禁用油质敷料。对深Ⅱ度或Ⅲ度烧伤创面应尽早切削痂植皮。磷烧伤后，应注意保护内脏功能，给予高糖、高热量、高蛋白饮食，早期输液量应偏高，早给碱性药，早给利尿药等。早期应用钙剂可避免发生磷中毒；已发生磷中毒者应用钙剂后，可缓解临床症状，促进磷排泄以及受伤脏器的恢复。

在化学烧伤的救治中，大多数致伤物质无特效解毒剂或中和剂，医生只能对心、脑、肝、肾等重要脏器进行对症治疗，因此对深度化学烧伤创面尽早进行切削痂和植皮就显得至关重要。早期切削痂植皮术不仅可以阻止创面残留的化学致伤物对局部组织的进行性损害，减少创面感染机会，还可有效防止有害化学物质的进一步吸收，导致中毒加深，因而化学烧伤的切削痂指征应该较一般热力烧伤宽松。对于特殊部位深度化学烧伤本身就意味着毁容和某种程度的致残，更应早期行切削痂植皮术。早期应用整形方法进行中厚、全层植皮或皮瓣移植，有利于减轻毁容和促进皮肤功能恢复。另外，由于化学烧伤后，平时驻留于毛囊、皮脂腺、汗腺的微生物亦同时被化学致伤物杀灭，创面感染发生较晚，因此早期切削痂植皮术对减少创面及全身感染有更为重要的意义。

八、预防措施

从事化学品生产和使用的劳动者在工作中经常接触化学物质，在操作中稍有不慎则易引起皮肤化学烧伤。上岗前，用人单位和职工应重视职业安全教育和相应防护培训以及工作中规范操作流程。穿戴个人防护用品可有效预防化学烧伤事故的发生。普及医疗急救常识，学会自救、急救方法可将化学烧伤的损害程度降低，减少患者的痛苦，改善预后。

九、预后

化学烧伤的预后取决于烧伤的深度和部位。Ⅰ度或浅Ⅱ度烧伤者，坏死的皮肤脱落，表皮重新生长覆盖底层，几乎没有瘢痕。深Ⅱ度或Ⅲ度烧伤者，真皮损伤，愈合较慢并遗留瘢痕，烧伤区的皮肤皱缩、变形，影响相应的生理功能。亦有在原化学烧伤处发生平滑肌瘤的病例报道。

参考文献

［1］徐进，陆瑞元，俞忠敏. 化学灼伤和急性中毒现场急救失败原因探讨. 中国工业医学杂志，2001，14（5）：319-320.

［2］李卫，陆平言，吴晓峰. 化学灼伤328例临床分析. 中国临床医学，2010，17（4）：584-585.

［3］Dissanaike S，Rahimi M. Epidemiology of burn injuries：highlighting cultural and socio-demographic aspects. Int Rev Psychiatry，2009，21（6）：505-511.

［4］Bunick CG，Lott JP，Warren CB，et al. Chemical burn from topical apple cider vinegar. J Am Acad Dermatol，2012，67（4）：e143-e144.

［5］Feldstein S，Afshar M，Krakowski AC. Chemical burn from vinegar following an internet-based protocol for self-removal of Nevi. J Clin Aesthet Dermatol，2015，8（6）：50.

8 职业性黑变病

（王　奔　李菁园）

一、概述

职业性黑变病是一种慢性色素性皮肤病，其发病与职业性有害因素暴露相关。从本质上看，本疾病可归类于色素性接触性皮炎范畴。

二、流行病学

职业性黑变病占职业性皮肤病的 2% ～ 5%，散发在各行业中。目前国内尚未有明确的流行病学统计。

三、病因及发病机制

目前认为职业性黑变病的主要病因是接触特殊变应原。引起本病的外源性致病因素较多，国内报道的皮肤黑变病中主要的职业暴露因素包括沥青挥发物、橡胶及相关制品、石油及其分馏产品、纺织品以及染料等；国外学者通过斑贴试验也发现了一些可能引起皮肤色素性炎症的变应原，如甲醛、水银、CH3566（一种洗衣粉增白剂）、偶氮染料（azo dye）、苯偶氮、2-萘酚（2-naphthol）、染发剂、苯胺染料、香料系列如葵子麝香（musk ambrette）、水杨酸苄酯（benzyl salicylate）、依兰油（Ylang-ylang oil）、茉莉油、檀香木油、柠檬油等。

职业性黑变病的发病机制尚未完全阐明，从目前资料及个案报道中发现不同的患者可由不同的原因引起色素代谢障碍而发病。发病机制复杂：目前主要认为本病与接触特殊外源性变应原有关，其机制可能与反复发作的慢性炎症引起皮肤中酪氨酸酶活性增强，色素加深。相较于普遍意义的接触性皮炎，职业性黑变病因其变应原的特殊性，也可能存在其他途径改变黑素细胞的微环境，影响其代谢过程。也有学者认为自身免疫性疾病也与本病发病相关，他们认为可能有共同的内源性变应原参与本病发病，如自身抗体抗 SSA 抗体（anti-SSA）。其他可能与职业性黑变病相关的因素如营养不良和微量元素缺乏等尚未有充足的证据支持。

四、临床表现

本病多发生于中年人，女性多见，经常冬季发病，有较长潜伏期，病情呈慢性进行性加重。皮损以面部的额、颧、颊、鼻沟、耳前、眼周为主，亦有累及耳后、颈部者。前臂亦为好发部位。被覆盖部位的色素沉着多发生在腰部，可能与此部位皮肤易受摩擦有关。少数患者皮疹可泛发，呈全身性。皮损形态多呈网状或斑（点）状，有的呈现以毛孔为中心的小片状色素沉着或融合成弥漫性斑片。皮损形态和发病部位往往有一定关系，如网状主要发生在面颈部，而躯干和四肢则多呈斑状或点状，毛孔性损害多见于前臂伸侧。皮损形态与接触物之间未见明显的关系。皮损色调呈深浅不一的灰黑色、褐黑色、紫黑色等，表面往往有污秽的外观。色调与接触物之间无明显关系。从临床上观察，色调和形态往往有一定关系。网状者多呈棕红色或淡紫色，而斑状或大片弥漫性者则多是黑褐色或灰黑色。除皮肤表现外，有的患者可伴有头痛、头晕、乏力、食欲缺乏、消瘦等全身症状。

典型病例的皮肤表现可分为三期：

1. 第一期为红斑期　其主要表现为前额、颞部、耳后、颊部出现斑状充血，伴轻度瘙痒。充血程度时轻时重，继之则在红斑的基础上出现网状或斑状色素沉着。

2. 第二期为色素沉着及毛孔角化期　此期的特点是颜面部、颈部、四肢等处出现明显的斑状或网状色素沉着，多数患者伴有明显的毛孔角化，色素沉着呈毛孔周围分布（图 8-1）。

3. 第三期为皮肤异色症期　此期除了患处皮肤出现弥漫性色素沉着外，亦有表皮萎缩及毛细血管扩张，毛孔角化现象减轻或看不到，痒感消失。皮损的轻重与病期的长短并不一致，有些患者的皮损可很快进入第三期，而有些患者的皮损在第一期和第二期可持续很多年。

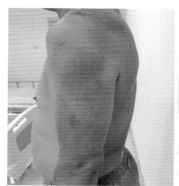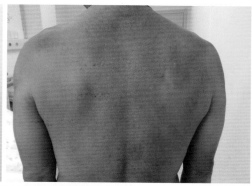

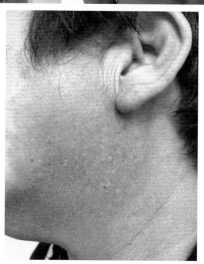

图 8-1　煤焦油导致皮肤黑变病

五、组织病理

组织病理检查有助于和某些色素性皮肤病相鉴别，镜下主要表现为：表皮轻度角化过度，棘层变薄，基底细胞液化变性，真皮浅层噬色素细胞增多，毛细血管周围有淋巴细胞、组织细胞和噬黑素细胞浸润（图8-2）。

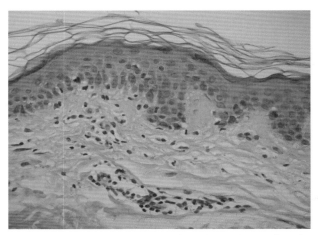

图 8-2　表皮基底层液化变性，表皮浅层散在噬黑素细胞

六、辅助检查

本病目前尚无特异的化验诊断指标，血清中巯基（—SH）的变化可供参考，但不能作为诊断依据。组织病理学检查有助于鉴别诊断，必要时可进行皮肤活检。

七、诊断及鉴别诊断

（一）诊断

本病诊断的确立须根据职业接触史、是否在接触期间发病、特殊的临床表现、病程经过、动态观察、参考作业环境调查等进行综合分析；除外非职业性黑变病，排除其他色素沉着性皮肤病和继发性色素沉着症，方可诊断。

本病呈渐进性慢性经过，呈现以暴露部位为主的皮肤色素沉着，严重时泛发全身。可伴瘙痒及轻度乏力等症，发病前有长期接触致病物职业史，并于接触期间发病。具有下列条件者可诊断：色素沉着前或初期，常有不同程度的红斑和瘙痒，待色素沉着较明显时，这些症状即减轻或消失；皮损形态多呈网状或斑（点）状，有的可融合成弥漫性斑片，界限不清楚，有的呈现以毛孔为中心的小片状色素沉着斑，少数可见毛细血管扩张和表皮轻度萎缩；颜色呈深浅不一的灰黑色、褐黑色、紫黑色等，在色素沉着部位表面往往有污秽的外观；色素沉着部位以面、颈等露出部位为主，可以发生在躯干、四肢或呈全身分布；可伴有轻度乏力、头晕、食欲缺乏等全身症状。

（二）鉴别诊断

1.光毒性皮炎继发的色素沉着 多发生于夏季，色素沉着在皮炎后很快发生，皮炎表现为红斑，由光敏物与日光作用引起。弥漫性色素沉着分布于身体露出部位，界限清楚。停止接触致病物后，炎症很快消失，色素也消退较快。

2. Addison 病 系肾上腺皮质功能减退所致。色素沉着呈咖啡色，尤以面部、皮肤褶皱部位为著。口腔黏膜亦可有色素沉着。伴有疲乏、消瘦、食欲减退、低血压等皮质功能低下表现及低血糖、尿 17- 酮水平降低等现象。

3. 皮肤异色病 好发于中年女性，起病慢，病程长，与季节及日晒关系不大。皮疹为发生于面部和颈侧等大片网状色素沉着，伴点状白斑、萎缩及毛细血管扩张，无自觉症状。

4. 黄褐斑 对称分布于额、眉、颊、鼻等颜面部皮肤，系淡褐色至深褐色，边缘较清楚。常与妊娠、口服避孕药、肝病等因素有关。

八、治疗

（一）一般治疗

改善劳动条件与生产环境，减少或避免接触可疑致黑变化学物质，是治疗本病的基本途径。患者停止接触致黑变化学物质后，色素沉着可有缓慢消退，恢复接触仍可复发。治愈后的患者应避免再次接触致黑变化学物质。虽然本病一般不影响劳动能力，但一般患者在确诊后应调换工种，避免继续接触致黑变化学物质。

（二）系统治疗

1. 维生素 C　维生素 C 有抑制黑素形成的作用。此药一直用于黑变病的治疗。

2. β - 巯乙胺　此药结构中含有络合铜离子，抑制酪氨酸酶活性，以阻抑黑色素形成。常用剂量为每日将 200 ～ 400 mg β - 巯乙胺加入 10% 葡萄糖注射液中静滴，3 周为一个疗程，间隔 1 周进行下一个疗程，可酌情用 3 ～ 6 个疗程。

3. 多种维生素及对症治疗

（三）外用药物

可以尝试局部使用 3% 氢醌霜。

（四）其他

有报道，强脉冲光（IPL）治疗本病有效，此外 Q 开关 1064 激光治疗黑变病也可取得良好的治疗效果。

九、预防措施

预防职业性黑变病的关键是改善劳动条件并加强个人防护。其主要措施有加强生产设备的管理、清洁和维修，尽可能做到生产机械化、自动化、密闭化，防止污染作业环境，尽量减少接触机会。根据工作性质配备防护用品，包括防护衣、护手套等，正确使用皮肤防护药剂。劳动者工作后应立即进行全身皮肤清洗。长期从事接触可疑致黑化学物质的工作人员应于就业前做皮肤科检查，注意皮肤颜色的变化，并定期体检，若发病应及时到专科就诊。

十、预后

停止接触致黑化学物质后病情逐渐好转，但色素沉着一般消退较慢，而经过持续 2～3 次抗氧化治疗后，色素仍可逐渐消退，甚至可达到显效或痊愈。但恢复接触致黑变化学物质后仍可复发。

参考文献

［1］中华人民共和国卫生部．职业性皮肤病的诊断总则：GBZ 18-2013．北京：中国标准出版社，2013：3．

［2］何凤生．中华职业医学．北京：人民卫生出版社，1999：1043-1045．

［3］孟慧敏，李利．黑素细胞和噬黑素细胞在瑞尔黑变病中的结构与分布．中国皮肤性病学杂志，2011，25（4）：250-254．

［4］Nath AK，Thappa DM．Kumkum-induced dermatitis：An analysis of 46 cases．Clin Exp Dermatol，2007，32（4）：385-387．

［5］Patel AB，Kubba R，Kubba A．Clinicopathological correlation of acquired hyperpigmentary disorders．Indian J Dermatol Venereol Leprol. 2013，79（3）：367-375．

9 职业性白斑病

（王　奔　李菁园）

一、概述

职业性白斑病是指由某些职业性有害因素引起的皮肤色素脱失斑，也称为化学性白斑、职业性白癜风或职业性色素脱失斑。

二、流行病学

本病发病率不高，但在橡胶、油漆、化学、汽车、医院清洁等许多行业中都有报道。有文献报道，在接触苯酚的造漆场操作工人中发病率高达 24.4%，而未接触苯酚者无任何色素脱失。另有报道，在 864 例白斑病中有 253 例有明显的职业接触史。

三、病因及发病机制

目前认为某些苯基酚和烷基酚类（如对苯二酚、对苯二酚单苯醚、对叔丁酚、儿茶酚、甲酚、3- 羟苯甲醚、4- 羟苯甲醚等）皆有脱色作用。因此，在石油化学、树脂、橡胶，以及使用含酚制品等产业的工人中均可发现色素脱失。接触对叔丁酚或含有该成分的物品后发生皮肤白斑的病例在国内外均有报道，发病者有生产对叔丁酚等物质的化学工人、使用含有对叔丁酚黏合剂的汽车与皮革工人、制造和修理皮鞋工人，以及使用含有该物的消毒剂的医院清洁工人等。前苏联及荷兰亦有生产烷基酚等物质的工人发生皮肤脱色的病例。胶靴及橡胶手套中含有的防老剂亦可致接触部位皮肤发生色素脱失斑。

本病发病机制比较复杂，至今尚未完全阐明。关于本病发病机制的主要学说包括化学物质毒性学说、氧化应激学说、细胞凋亡学说和接触性皮炎后白斑学说等。现多认为酚类化学物质在黑素体内被酪氨酸酶氧化成醌类，其中可能形成半醌游离基，弥散进入黑素细胞的细胞质，通过脂类过氧化多链反应，使细胞质内细胞器的脂蛋白膜遭受破坏，造成细胞的损伤。半醌游离基对黑素细胞具有选择性破坏作用，引起色素脱失。致病物作为抗代谢剂，可改变呼吸作用的中间产物，从而选择性地作用于黑素细胞使之变性或死亡；抑制黑素形成，阻止酪氨酸氧化成多巴，阻止氧化酶与色素前体结合，通过抑制酶的作用而影响黑素代谢。

四、临床表现

本病常于接触致病物 1～2 年，甚至更长时间后发生，其特点是无自觉症状，白斑在不知不觉中出现或在皮炎治愈数周后发生。皮损好发于手、腕部及前臂等直接接触部位，亦可发生于颈部、前胸、后背、腰腹等非暴露部位，少数患者皮损可泛发全身。皮损呈大小不一、不规则形、点状或片状色素脱失斑，边界比较清楚，脱色程度与接触致病物的时间及程度有关；部分白斑中央可见岛屿状色素斑点，少数皮损边缘色素略深，其临床表现与非职业性白癜风难以区别（图9-1）。

本病为慢性过程，发病后如继续接触致病物，可导致皮损扩大、增多、融合成片。脱离接触致病物后，皮损可自行缓慢地消退。砷化合物不但可引起色素沉着，亦可引起色素脱失，如果两种皮损同时存在，则呈黑白相间的网状或斑状，有人称此为白斑黑皮病。皮肤白斑可继发于烧伤或外伤愈后，亦可继发于某些接触性皮炎之后。

五、组织病理

病理表现为表皮黑素细胞及黑素颗粒明显减少，基底层多巴染

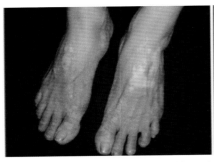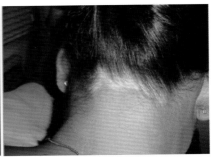

图 9-1　接触对苯二酚后导致足背及枕部白斑

色阳性细胞缺乏。镀银染色可见皮损末梢神经变性，无黑素细胞及黑素体。

六、辅助检查

职业性白斑病无特殊检验和检查方法，一般可以根据职业接触史和皮损特点确诊。

七、诊断及鉴别诊断

（一）诊断

发病前必须有明确的职业接触史；多发生于接触苯基酚及烷基酚的工种；皮损发生前无自觉症状；皮损主要发生于手、前臂等暴露部位，亦可累及其他部位；皮损呈大小不一的色素脱失斑；脱离接触致病物后，皮损可自行缓慢地消退。一般根据病史和皮损特点可以确诊，不需要特殊检查方法。

（二）鉴别诊断

职业性白斑病的临床表现、组织病理与非职业性白癜风相似，其病理变化亦类似，可依据职业史及动态观察来鉴别。认真地询问病史、体格检查以及现场调查对诊断、鉴别本病很有价值。非职业性白癜风持续时间更为持久，可伴有系统性损害；病理检查对于鉴别诊断有一定的价值。发生于胸、背部的皮损应与花斑癣及特发性点状白斑相鉴别。

八、治疗

一经确诊，患者应调换工作，彻底脱离致病物，必要时应调离发病环境。

治疗同非职业性白癜风。首选外用强效糖皮质激素或维生素 D_3 衍生物。皮损内注射糖皮质激素可能有一定的效果，可联合补骨脂素长波紫外线或局部中波紫外线（NB-UVB）照射。308 nm 准分子激光疗效肯定。也可局部外用免疫调节剂他克莫司。

九、预防措施

改善生产环境与劳动条件，安装良好的通风设备，加强个人防护，避免直接接触致病物是预防本病的重要措施。

本病的预防措施主要是加强劳动防护。对于车间内存在导致职业性白斑病化学物质的场所，应设置通风排毒设备，保持车间良好的通风状态。操作过程应自动化、机械化、密闭化，这是预防职业性白斑病的根本措施。容易导致职业性白斑病化学物质的容器、管道应该保持密封性良好。车间应配备现场急救用品，配置冲洗喷淋设备，便于皮肤污染后能及时清洗。应根据生产条件和毒物性质不同，配备头巾、面罩、工作服、围裙、套袖、手套、胶鞋等个人防护用品。工人应正确使用个人防护用品，必要时在面部、手部及前臂涂擦皮肤防护剂。

十、预后

职业性白斑病患者皮损在脱离接触致病物后可以自行缓解或消退，恢复至原来肤色。患者发病后如果继续接触，可使白斑迅速扩大，累及腹、腰部；脱离接触后，病情可得到控制且白斑缓慢缩小。

参考文献

［1］何凤生. 中华职业医学. 北京：人民卫生出版社，1999：1043-1045.

［2］Boissy RE，Manga P. On the Etiology of Contact/Occupational Vitiligo. Pigment Cell Res，2004，17（3）：208-214.

［3］Ghosh S，Mukhopadhyay S. Chemical leucoderma：a clinico-aetiological study of 864 cases in the perspective of a developing country. Br J Dermatol，2009，160（1）：40-47.

［4］王学民，袁超，薛春霄. 职业性白斑的病因与诊断. 临床皮肤科杂志，2010，39（8）：534-536.

［5］Silvestre JF，Albares MP，Escutia B，et al. Contact vitiligo appearing after allergic contact dermatitis from aromatic reactive diluents in an epoxy resin system. Contact Dermatitis，2003，49（2）：113-114.

10 职业性浸渍、糜烂

（李远红　陈　乐）

一、概述

职业性浸渍、糜烂是由于浸水中或在过于潮湿的环境中长时间工作引起的一种特有的职业相关性皮肤病；可见于缫丝厂工人、洗衣工人、制纸工人、屠宰厂工人及从事水田工作的农民；可表现为皮肤红肿、水疱、丘疹、糜烂、皮肤发白、浸渍或脱屑、皲裂，同时可伴瘙痒、疼痛等自觉症状。

二、流行病学

本病见于在水中作业或在潮湿环境中工作的人群，通常于工作3～7天即可出现。曾有人通过观察缫丝厂女工（420例）发现，在工作6天后，职业性浸渍、糜烂总发生率可达75.48%，其中单纯浸渍型164人（占39.05%），皮炎型153人（占36.43%）。可见，本病在相关职业中并不少见。相关行业应提高对本病的重视，积极采取预防措施，改善工作环境。

三、病因及发病机制

1. 长期浸水　此为导致本病的主要原因。由于皮肤长时间在水中浸泡后，皮肤表皮角质层细胞肿胀，皮肤对外界的抵抗能力变差，皮肤抵御外界变应原的能力降低，皮肤敏感性增强。

2. 机械摩擦　此为导致本病发生的决定性因素。长时间浸泡后的皮肤由于过度松软、肿胀，不能耐受工作过程中的机械性摩擦，进而导致角质层或表皮的脱落，引起了局部的剥脱或糜烂。

3. 水温及酸碱度　水温过高会使皮肤浅层毛细血管过度扩张，加重皮损处渗出。碱性水会使表皮中的脂肪溶解，导致水渗入皮肤表层导致浸渍。

4. 空气湿度　空气湿度过大，表皮不易干燥，可促使本病的发生或加重本病。

四、临床表现

本病的发病部位通常因工作方式的不同而表现各异。工厂工人常发生于双侧手部，而水田间劳作的农民，皮损可同时累及双足，民间俗称"烂手烂脚"，即稻田皮炎浸渍型。一般连续于水中工作数天或数周后即可发病，通常与水温成正比，水温越高，发病越快，多累及指缝、趾缝［以第三、四指（趾）缝间多见］或手掌及足底，部分病例可累及甲床及甲沟。初发时，双侧指（趾）缝间皮肤肿胀、浸渍发白，同时可伴瘙痒。如不及时脱离工作环境，继续长时间浸泡在水中或水田间劳作，不断摩擦，病情进一步加剧，可发生表皮剥脱，暴露肉红色的糜烂面，有少量淡黄色渗液，此时皮损处便有疼痛感。严重时，甚至可引起甲沟表皮剥脱、甲沟炎或甲损伤。部分患者手掌及足底角质层较厚的地方可出现针头或黄豆大的蜂窝状剥蚀现象，边界清晰，表皮剥脱，再次下水时有灼痛感，甚至可以影响休息。如发病仍未停止劳作，则皮损处继发感染，导致局部红肿明显，甚至并发淋巴结炎症。

五、组织病理

本病的组织病理可见表皮细胞间水肿、海绵水肿形成和棘层内水疱，可出现表皮缺损，真皮上部血管扩张、组织水肿，真皮血管周围炎症细胞浸润。

六、诊断及鉴别诊断

本病发病前，患者通常有长期从事浸水作业或潮湿环境中工作的职业史，后于劳作部位皮肤出现典型皮疹，一般不难诊断，但仍须注意与手癣、湿疹、疥疮等皮肤病鉴别。

七、治疗

局部应用收敛、干燥、预防继发感染的外用制剂。在发病后，尽快脱离工作环境，注意保持局部清洁干燥，扑枯矾粉（冰片 1 g、枯矾 25 g、氧化锌 20 g、滑石粉加至 100 g）于患处，糜烂部分可用3% 硼酸水湿敷，涂硼锌糊或氧化锌糊；继发感染时局部使用盐酸环丙沙星凝胶等抗感染治疗，并视病情可全身抗感染治疗。

八、预防措施

- 改善工作环境，调整劳动时间，施行干湿轮作制度，减少水中浸泡或在水田间的劳动时间是预防本病的关键。
- 加强个人防护：工作时戴手套、穿胶靴可有效隔离工作时的潮湿环境；在工作之前应做好局部清洁，并提前 10 ～ 20 min 于手、足皮肤局部擦涂防护剂；工作结束后，立即清洁双手或双脚，外用干燥性粉剂如滑石粉，炉甘石洗剂或其他中药制成的复方制剂。

九、预后

本病具有自限性，如及时避免接触工作环境，症状较轻者1 ～ 2 天可缓解，重者则可能需要 4 ～ 5 天才可缓解。如过程中继发感染，则可出现局部皮肤红肿化脓，甚至累及淋巴结，导致病程延长。

参考文献

［1］赵辨. 中国临床皮肤病学. 南京：江苏科学技术出版社，2010，

783-784.

［2］王孔富，曾令富．缫丝工手部皮炎发病调查及防治对策．职业医学，1997，24（6）：52-53.

［3］田利．新稻田皮炎．中国实用乡村医生杂志，2007，14（12）：10.

11 职业性皮肤角化过度和皲裂

（王　奔　陈云刘）

一、概述

职业性皮肤角化过度和皲裂是指在生产和劳动中由于长期接触脂溶性物质（有机溶剂、碱性物质、中等浓度的酸溶液、酒精、润滑油等）和干燥性粉末（石灰、石粉、水泥）以及长期机械性摩擦等造成的接触部位的损害。

二、流行病学

本病多见于以手工作业为主的工人和农民，如长期接触有机溶剂及酸碱性溶液的汽车修理工、机修工、洗罐工车工、钳工、铣工等，或长期进行反复摩擦工作的木工、水泥工、铁工、包装工以及农民等。

三、病因及发病机制

1. 化学及环境因素　酸碱及有机溶剂可刺激皮肤，溶解皮脂，导致皮肤干燥、粗糙；冬季气候干燥，且汗腺分泌不足，导致皮肤干燥、韧性减弱，易发生皲裂。

2. 物理因素　长期机械性摩擦可使皮肤失去弹性，局部皮肤保护性增厚。

3. 其他　经久不愈的手癣患者，易继发角化过度和皲裂。

四、临床表现

皮损好发于手指、手掌、手指关节及甲沟附近，早期表现为皮肤干燥、弹性降低及浅表裂纹；进一步发展为皮肤粗糙、增厚，出现皲裂。在关节活动处及反复摩擦部位，皲裂较深、较长。皮损可深达真皮层，出现渗出，自觉疼痛，并影响正常生产劳动。少数患者可伴感染（图 11-1）。

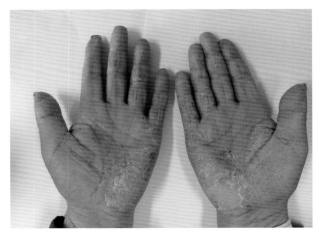

图 11-1　长期接触机油致双手掌侧红斑、肥厚、皲裂和脱屑

五、组织病理

组织病理表现非特异，包括表皮显著的角化过度，颗粒层增厚，棘层肥厚和真皮上部轻度炎症细胞浸润。

六、辅助检查

无特异性检查方法。

七、诊断及鉴别诊断

根据患者接触有机溶剂和碱性物质以及机械性摩擦等引起的皮肤粗糙、增厚与裂隙，再结合发病季节等可以诊断本病。本病须与下列皮肤病相鉴别：

1. 手癣　是一种浅部真菌病，其中角化过度型手癣可出现角化过度、纹理加深，表面粗糙，在冬季易发生皲裂，但在夏季可发生水疱。真菌镜检及培养常呈阳性。

2. 掌跖角化症　是一种常染色体显性遗传性病，自幼发病，主要累及受摩擦部位，表现为掌跖角层增厚。

八、治疗

- 有皲裂病史者，在入冬前后应经常用热水浸泡患处，并涂擦油脂类润肤膏，如凡士林等。
- 积极处理引起皲裂的慢性皮肤病，如手癣或慢性湿疹等。
- 角化过度、皲裂者，经热水浸泡后用刀片削去过厚的角化表皮，然后涂擦角层剥脱剂，如 15% 尿素软膏、10% 尿素软膏或 0.1% 维生素 A 软膏等。中药葛根、甘草、地骨皮水煎外涂对于手足角化也有良好的效果。

九、预防措施

- 进行技术革新，提高生产操作自动化程度，减少手工操作，避免摩擦、牵拉及震动环境下的工作是预防职业性皮肤角化过度和皲裂的关键。
- 加强个人防护，尽可能使用防护手套，避免有害化学物质的直接刺激。
- 改进去污剂，尽量少用汽油或碱性强的肥皂洗手。
- 有冬季皲裂病史者不宜从事易造成皮肤角化过度和皲裂的工作。

十、预后

该病脱离致病环境后，预后良好。

参考文献

［1］王廷岚．职业性手足皲裂的防治．职业与健康，1993，01：21.

［2］王亚美，徐汉卿．中药外洗治疗手足角化性皮肤病的临床体会．中国中西医结合杂志，2001，21（4）：316-317.

［3］中华人民共和国卫生部．职业性皮肤病的诊断总则：GBZ 18-2013．北京：中国标准出版社，2013：4.

［4］赵辨．中国临床皮肤病学．南京：江苏科学技术出版社，2010：782.

12 职业性皮肤瘙痒症

（李远红　陈　乐）

一、概述

职业性皮肤瘙痒症（occupational cutaneous pruritus）是指由职业相关因素引起的无原发皮肤损害，以皮肤瘙痒为主的感觉功能异常性皮肤病，常因搔抓而发生各种继发性皮肤损害，如抓痕、血痂等。普通皮肤瘙痒症可由各种内、外因素引起。内因如内分泌系统疾病、肝胆疾病、肾疾病、血液疾病、神经性疾病等；外因如物理化学刺激、机械摩擦、食物药物刺激等。而职业性皮肤瘙痒症主要为外因所致，它主要发生在化学性粉尘、金属及矿物性粉末、蒸气或烟雾存在的车间或工种的工人中。此外，接触某些动、植物的绒毛、茎块及果实等亦可引起本病。因此，职业性皮肤瘙痒症可见于许多行业的工人以及农民。

二、流行病学

对于职业性皮肤瘙痒症患者，瘙痒感觉多在工作时发生或加剧；离开工作环境，沐浴、更衣后症状则减轻或消失。普通皮肤瘙痒症多发生于冬季；而与普通皮肤瘙痒症不同的是本病一般多见于夏季，这是因为夏季穿衣少，出汗多，工作中的粉尘等刺激物质容易黏附在皮肤上导致发病。不注意清洁卫生（如不勤洗工作服，下班后不沐浴、更衣），亦可增加发病的机会，甚至有时还将致病物带至家中，引起家庭成员发病。

三、病因及发病机制

（一）病因

本病病因复杂，可分为内因及外因两个方面。对于普通皮肤瘙痒症，以内因较为多见，常见的相关疾病有：1型或2型糖尿病、原发性胆汁性肝硬化、病毒性肝炎、原发性硬化性胆管炎、酒精性肝硬化、药物性胆汁淤积性胆管炎、尿毒症、真性红细胞增多症、甲状旁腺功能异常、甲状腺功能异常、淋巴瘤、白血病、各种上皮性肿瘤、高血压等。外因性瘙痒可与气候变化、衣服、不良饮食习惯、接触各种化学物质有关。

对于职业性皮肤瘙痒症则以外因为主：

1. 化学性因素　包括无机性和有机性，前者包括酸类、碱类、某些金属元素及其盐类，后者包括有机酸类、有机碱类、各种有机溶剂。

2. 物理性因素　主要包括机械性损伤、高温、寒冷、电、日光、X线、激光及放射性核素等。

3. 生物性因素　包括真菌、细菌、寄生虫、病毒以及某些植物的浆汁、花粉、毛刺及尘屑，某些水生动物也可引起皮肤病。

4. 个体精神因素　精神因素对本病的发生也起着重要作用。

（二）发病机制

皮肤中有多种神经介质与瘙痒有关。P物质、内啡肽等在瘙痒发病机制中占有重要地位。另外，血液中的许多化学介质，如组胺、5-羟色胺、激肽、神经肽等神经传导介质也参与痒感和痛感的发生。

四、临床表现

皮肤瘙痒开始时通常仅局限于一处（局限型），可逐渐扩展至身体大部分或全身，演变为全身性瘙痒（泛发型）；也可自始至终局限于身体的某一部位，以肛门、阴囊及女性阴部等处多见。瘙痒可为持续性的，也可为阵发性的，阵发性瘙痒发作时，常有定时的特点。职业性皮肤瘙痒通常发生在接触相关职业因素如金属、化学物质、植物、动物毛发等刺激时发作或加重。此外，还可伴有烧灼、虫爬及蚁行等感觉。感情冲动、环境温度变化及衣服摩擦等刺激都可引起瘙痒发作或加重。

（一）泛发型皮肤瘙痒

泛发型皮肤瘙痒多见于成人，瘙痒常从一处开始，逐渐扩展，甚至可扩展到全身。常表现为阵发性，尤以夜间为重，严重者呈持续性瘙痒伴阵发性加剧。本类皮肤瘙痒主要由内源性病因造成，如糖尿病、尿毒症、原发性胆汁淤积性肝硬化等。长期接触各种物理、化学、生物等刺激工厂工人及农业工作者也可有此类型的皮肤瘙痒症状发生。

（二）局限型皮肤瘙痒

瘙痒局限于身体某一处，也可同时表现为数个地方同时瘙痒，但瘙痒部位多为直接或间接接触相关外在刺激因素的部位。当脱离工作环境中的刺激因素时，局部瘙痒可逐渐减轻甚至消失；当再次接触刺激性物质时，局部瘙痒可重新出现甚至加重。患者多无原发性皮损，但搔抓可引起皮肤出现抓痕、丘疹、血痂、色素沉着、湿疹样变及苔藓变样等继发性皮肤改变（图 12-1）。

五、组织病理

本病组织病理表现为表皮角化过度，棘层增厚，偶有海绵形成，真皮上部水肿，血管周围淋巴细胞浸润。

六、辅助检查

检查血常规可有嗜酸性粒细胞增高。可行皮肤斑贴试验检测变应原。

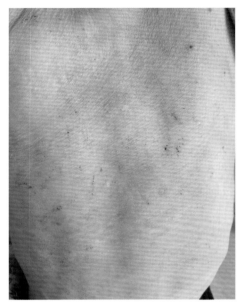

图 12-1　因瘙痒症导致皮肤出现抓痕、丘疹、血痂和色素沉着

七、诊断及鉴别诊断

职业性皮肤瘙痒症首要的诊断依据是相关的职业暴露史。在患者的工作环境中，通常存在特定的相关物理、化学或生物的刺激因素，同时和患者处于相同工作环境的工作者通常有类似的发病症状。本病发病初期可仅有轻微的瘙痒，无原发性皮损，若同时排除了湿疹、痒疹、神经性皮炎、虱病、疥疮等疾病，可初步诊断本病。明确诊断后，可进一步判断是局限型皮肤瘙痒还是泛发型皮肤瘙痒，更为重要的是寻找引起瘙痒的刺激因素。

一旦出现继发性皮损，应注意与湿疹、痒疹、疥疮、慢性单纯性苔藓相鉴别。

八、治疗

（一）全身治疗

抗组胺药物治疗：内服或注射 5- 羟色胺拮抗剂和镇静剂，如氯苯那敏、苯海拉明、西替利嗪、氯雷他定、雷尼替丁等。

对于瘙痒较重者，可静脉注射 10% 葡萄糖酸钙，或将 0.25% 盐酸普鲁卡因、维生素 C 1.0 ~ 2.0 g 加入生理盐水或复方氯化钠溶液中，静脉注射。对于皮肤干燥者，可外用皮肤保湿药膏，或者内服或外用维生素 A。

（二）局部治疗

对于继发损害不明显者，可外用 1% 炉甘石洗剂、止痒药水、各种类固醇乳剂（1% ~ 3% 冰片乳剂、0.025% 氟轻松乳剂等）；或用中药，如百部酊或 100 ml 百部酊加 30 g 雄黄解毒散混匀外用，也可用蛇床子、苦参配为酊剂外涂。继发皮肤苔藓化者、浸润肥厚者可外用他克莫司或匹美克莫软膏等治疗，也可选用激光等物理治疗。

（三）中医治疗

中医对皮肤瘙痒也有独特的治疗方法，可根据不同的病因采取祛风利湿、养血润肤等治疗。

九、预防措施

职业性皮肤瘙痒症应以预防为主，尤其是特殊敏感体质的个体应避免从事玻璃纤维、铜屑和易导致瘙痒的化学物质和气体相关的工作。另外须加强个人防护，根据工作性质配备防护用品，包括穿防护衣、戴防护面具和手套等。

十、预后

本病预后良好，寻找并去除引起瘙痒的刺激因素，并辅以对症治疗后，常获较好效果。

参考文献

［1］赵辨. 中国临床皮肤病学. 南京：江苏科学技术出版社，2010，782-783.

［2］Stander S，Zeidler C，Riepe C，et al. European EADV network on assessment of severity and burden of Pruritus（PruNet）: first meeting on outcome tools. J Eur Acad Dermatol Venereol，2015，15（10）: 111.

［3］朱晓俊，陈永青，李涛. 人造矿物纤维绝热棉对作业工人皮肤的刺激作用. 环境与职业医学，2014，31（4）: 267-271.

［4］吴中，胡兰青，杨中，等. 皮肤瘙痒210例临床病例分析. 实用医学杂志，2007，23（14）: 2264.

13 职业性痒疹

（彭世光　郑　艺）

一、概述

职业性痒疹（occupational prurigo）是指在职业工作中，由于接触生物或物理化学因素所导致的，具有特殊疹型、瘙痒剧烈的皮肤疾病，其皮疹类型不符合职业性皮炎。

二、流行病学

尚缺乏流行病学数据。

三、病因及发病机制

根据诱发因素的类型，职业性痒疹的病因可分为生物因素、化学因素等。

生物因素主要是指螨类叮咬。该型职业性痒疹又称为螨虫皮炎、谷痒症。由于螨虫分布特点，本型职业性痒疹多见于经常接触各种农作物或其制品的农民、仓库保管员、包装工、搬运工及制粉工人等。由于作业环境不洁，螨虫孳生繁殖，亦有群体性发病的报道。

化学因素包括化学粉尘、金属或矿物性粉末、蒸气、酸雾或烟尘。铜屑、搪瓷粉末、玻璃纤维等同时存在化学性和物理性刺激。另外，接触某些动物皮毛和植物的绒毛、茎块、果实，如羊毛、兔毛、荨麻、木屑、洋葱、谷粒等，亦可引起职业性痒疹。与接触性皮炎相似，本型发病机制可分为非免疫性、免疫性和未定型性。

四、临床表现

本病病程具有一定自限性，皮损多持续5～7天后消退。不同病因所致的职业性痒疹具有不同的临床表现。

（一）生物因素所致的职业性痒疹

皮损多表现为丘疹性荨麻疹样损害，好发于暴露部位，如颈肩部和前臂。皮疹散在分布，重症者可泛发全身。初期有局部瘙痒，继而出现红斑、丘疹、丘疱疹及风团。皮损边界清楚，为粟粒至花生米大小，皮损顶部可见螨虫叮咬痕迹或针头大小疱壁紧张的小水疱。瘙痒剧烈，影响睡眠。愈后可遗留色素沉着。若持续暴露于螨虫环境，则可新旧皮疹同时存在（图13-1）。

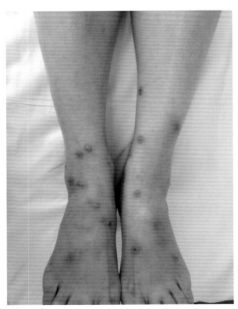

图 13-1　下肢丘疹性荨麻疹

（二）化学因素所致的职业性痒疹

皮损多见于暴露部位，局部分布与致敏物性质和接触方式相关。致敏物为气体、烟雾时，皮损多见于面颈部；如为粉尘，则多见于颈、腕、腰部；如为接触污染的工作服所致，则皮损与工作服覆盖部位一致。轻症患者多无原发性皮疹，仅有瘙痒症状；重症患者则因过度抓挠而出现抓痕、血痂、色素沉着、苔藓样变等继发性皮损。脱离职业环境后，皮损及瘙痒症状可逐渐消退。

五、辅助检查

斑贴试验、点刺试验、血液中的总 IgE 及特异性 IgE 测定有助于确认理化因素所致职业性痒疹的病因。

六、诊断与鉴别诊断

诊断依据：职业接触史，典型皮疹表现。

应注意与接触性皮炎、丘疹性荨麻疹、多形红斑等相鉴别。

七、治疗

治疗原则为对症、抗炎、抗过敏治疗。

- 系统用药：首选抗组胺药物；维生素 C 和钙剂可降低血管通透性，减轻红肿；皮损广泛，瘙痒剧烈者可口服糖皮质激素。有文献报道口服氨苯砜每次 50 mg，每天两次，对于皮损泛发者有较好疗效。
- 局部用药：可外用炉甘石、糖皮质激素乳膏等。

八、预防措施

职业场所如仓储仓库、大型货柜等，应保持通风、干燥，维护环境卫生，定期撒药灭虫；尽量做到机械化、自动化、密闭化生产，减少有害粉尘和气体扩散；生产车间内安装有效的通风、排毒、除尘设备，降低有害物质浓度。加强个人防护。

九、预后

经积极对症治疗，本病预后良好。

参考文献

[1] 赵辨. 中国临床皮肤病学. 南京：江苏科学技术出版社，2010，783-783.

[2] 岳丽爽. 职业性痒疹. 中国实用乡村医生杂志，2007，14（12）：8-9.

14 职业性感染性皮肤病

（张秀英　张利平）

一、概述

职业性感染性皮肤病（occupational infection dermatoses）是指接触某些细菌、病毒等微生物而引起的皮肤炭疽、类丹毒、挤奶员结节等职业性皮肤病。

二、流行病学

本病的发病率低，但常常可造成疾病的流行。

1. 皮肤炭疽　呈全球分布，尤以南美洲、东欧、亚洲及非洲等地区为著。我国全年均有发生，多为散发病例，流行高峰期多在6～9月，多分布在广大牧区、半农牧区和农区，发病者多为牧民和农民，占86.08%。

2. 类丹毒　一般呈散发性或地方性流行。一年四季均可发生，在炎热多雨的季节多发。

3. 挤奶员结节　在牧区发病率较高，患者多为挤奶工人，有病牛接触史。

三、病因及发病机制

1. 皮肤炭疽　病原菌是炭疽杆菌，它侵入皮肤引起急性传染性皮肤病，多见于牧区、屠宰场的人员。

2. 类丹毒　病原菌为猪丹毒杆菌。因皮肤外伤后，病原菌入侵所致。好发从事屠宰、兽医、炊事员等职业工作者。

3. 挤奶员结节　本病系接触患有副牛痘病毒感染的乳牛而引起的一种病毒性皮肤病。好发于挤奶工人。

四、临床表现

1. 皮肤炭疽　潜伏期一般为 1～3 天，皮损好发于手、前臂、面、颈等暴露部位。皮损首先表现为红色丘疹，迅速变为水疱，周围组织明显肿胀。很快水疱可化脓或呈脓血状，并坏死。在病灶的中心区域结成稍凹陷的炭末样黑色干痂，故名炭疽。在发病过程中，常常伴有发热、关节痛、呕吐、全身不适等症状。多数病例经 1～2 周后黑痂脱落而形成溃疡，再经 1～2 周愈合结疤。严重者可发生败血症，危及生命。

2. 类丹毒　平均潜伏期约 2 天，临床上分为 3 型：局限型、全身型、败血症型。局限型最常见，好发于手指及手掌，表现为局部疼痛、红斑、肿胀，红斑逐渐扩大，可以出现边缘微隆起的环形皮损红斑。可伴有关节痛（图 14-1）。

3. 挤奶员结节　潜伏期一般为 6～21 天，皮损好发于手指、腕

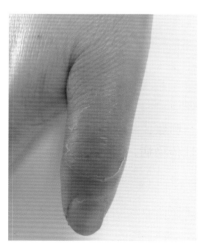

图 14-1　手部外伤后导致类丹毒

部、前臂等部位，常在手部发生单个或数十个红色丘疹，逐渐变成紫红色、半球状、质地坚韧的小结节，表面光滑，中央有凹陷，周围环绕红晕。偶有痒痛，有的患者局部淋巴结可肿大。

五、组织病理

1. 皮肤炭疽　溃疡处表皮缺损，四周表皮有海绵形成及表皮内水疱。真皮显著水肿，真皮及真皮下组织有大量红细胞及中性粒细胞，血管扩张。在溃疡表面的坏死组织中及真皮内可见无数有夹膜的炭疽杆菌。

2. 挤奶员结节　在低倍镜下可见表皮角化过度伴角化不全，棘层肥厚，皮突下延，在棘层上方可见多数空泡细胞，真皮浅层毛细血管扩张，周围少数淋巴细胞浸润。在高倍镜下可见棘层上方的空泡细胞质内嗜酸性包涵体，偶在胞核内也能见到。

六、辅助检查

1. 皮肤炭疽　取皮损渗出物、血液以及坏死组织进行炭疽杆菌培养，应用酶联免疫吸附试验检测炭疽杆菌的荚膜抗原和外毒素；聚合酶链式反应也用于炭疽杆菌的检测。

2. 类丹毒　血液培养、组织培养及菌种鉴定可以协助诊断。

3. 挤奶员结节　病理检查可辅助诊断。

七、诊断及鉴别诊断

1. 皮肤炭疽　应与皮肤感染及恙虫病等相鉴别。皮肤感染可以表现为红斑或斑片，肿胀，皮温升高，压痛明显；恙虫病是恙虫病立克次体引起的急性传染病，系一种自然疫源性疾病，啮齿类为主要传染源，患者多有野外作业史，有高热、毒血症、皮疹、焦痂和淋巴结肿大等特征性临床表现。

2. 类丹毒　须和丹毒相鉴别。丹毒好发于面部、小腿及足背等部位，表现为水肿性红斑，边界较清楚，局部皮温高，疼痛，可伴发淋巴结肿大。

3. 挤奶员结节　须和传染性软疣相鉴别。传染性软疣多发生于儿童，皮损表现为直径 3 ～ 5 mm 大小的半球形丘疹，呈灰色或珍珠色，表面有蜡样光泽，中央有脐凹，内含乳白色干酪样物质。

八、治疗

1. 皮肤炭疽　早期诊断，早期可用青霉素 G 治疗。对青霉素过敏者可以进行四环素治疗。

2. 类丹毒　青霉素是该病的首选治疗药物。对青霉素过敏者可以进行四环素和利福平联用。

3. 挤奶员结节　治疗上，一般采取对症处理和防止继发感染。

九、预防措施

1. 皮肤炭疽　对易感人群进行宣教工作，定期给易感家畜注射炭疽芽孢疫苗；对病畜在采取严格防护措施的同时进行无害化处理，严禁解剖病畜，必须及时销毁。

2. 类丹毒　由于猪红斑丹毒杆菌抵抗力很强，在外界环境中可以长期存活，相关部门应加强防护措施，做好消毒隔离工作，以及卫生防疫工作。

3. 挤奶员结节　加强对挤奶员的防护，做好消毒隔离工作，隔离可疑病牛，尽量减少直接接触。

十、预后

皮肤炭疽严重者可发生败血症，如不及时抢救，会造成死亡。类丹毒绝大多数预后较好，但可引起罕见的脓毒性关节炎或感染性心内膜炎，严重者可致死。挤奶员结节皮损经过 4 ～ 6 周可自然消退。如无继发感染一般不会留下瘢痕。

参考文献

［1］Goel AK. Anthrax：A disease of biowarfare and public health importance. World J Clin Cases，2015，3（1）：20-33.

［2］章文婧，李青，华怫，等．2007—2011 年中国皮肤炭疽流行病学分析．军事医学，2013，37（12）：892.

［3］赵辨．中国临床皮肤病学．南京：江苏科学技术出版社，2010，780-781.

［4］廖楚航，朱琦，李铮，等．颜面部皮肤炭疽 9 例的诊断与治疗．实用医院临床杂志，2013，10（6）：86-87.

［5］才仁加甫，娜仁格日乐，岱杰，等．动物炭疽病及生物安全防控措施．中国畜牧兽医文摘，2012，28（6）：87-88.

15 砷中毒性皮肤病

（彭世光　郑　艺）

一、概述

砷中毒性皮肤病是由于长期缓慢摄入高砷水、含砷食物或含砷药物等，砷剂进入机体后引起的慢性蓄积性中毒。在我国有饮水型砷中毒和燃煤污染型砷中毒。临床上本病皮损以皮肤色素异常（脱失或沉着）和手、脚掌过度角化为主要特点，长期砷暴露可诱导皮肤癌变。

二、流行病学

国内对高发地区水源进行大样本砷含量测定，调查高发地区人群皮肤损害的表现。调查结果显示 1124 例砷中毒患者中，皮肤受累者 265 例（27.07%），主要表现为色素脱失、色素沉着及掌跖过度角化，具此三联症者 72 例（7.35%）。还有国内研究者调查了山西大同高砷地区 85 名砷中毒患者后发现，饮水中砷浓度为 14.41 ~ 90.34 μg/L，蔬菜中砷水平高于正常蔬菜中的砷浓度，该研究说明了地方性砷中毒和饮水中砷含量明显相关，蔬菜中的砷含量也不可忽视。

三、病因及发病机制

本病是因为接触含砷的染料、农药、制革等，砷剂进入体内后与含巯基的蛋白质结合，因表皮角蛋白含有较多的巯基，故砷剂在表皮富集，同时由于砷剂抑制了巯基的活性导致酪氨酸的活性增加，产生更多的色素。

　　砷中毒诱导的皮肤角化和癌变的机制未完全明确。研究发现，砷与特定组织蛋白的巯基反应，影响了细胞代谢必需的各种酶。此外，已证实砷中毒可导致染色体突变、染色体破坏、姐妹染色体交换、P53突变。

四、临床表现

（一）砷角化病

　　皮损多分布在掌跖部。可以分为以下几型：

　　1. 鸡眼状角化型　多对称分布于双侧掌跖，为鸡眼样角化突起，中央略凹陷，并融合成片，此型为本病的典型皮损（图15-1，图15-2）。

　　2. 点状角化型　皮损类似于掌跖点状角化病或寻常疣表现，其上有散在色素脱失。

　　3. 疣状角化型　皮损类似于寻常疣，数目多且对称分布，可融合成片。

　　4. 皮角样型　似皮角，表皮角化明显。

　　5. 角化斑疹型　多发生于躯干，褐色，米粒至指甲大小斑疹，表面粗糙，基底呈皮色或暗红色。

　　6. 其他少见类型　包括汗孔角化症样、老年疣状、苔藓样等。同一患者可同时存在多种角化类型。

（二）砷黑变病

　　砷黑变病表现为躯干、四肢等处色素异常，多为色素沉着，间或有色素脱失。脐部五彩纸屑样色素沉着是慢性砷中毒的典型佐证。

（三）砷中毒性相关皮肤肿瘤

　　砷中毒性相关皮肤肿瘤包括鲍恩病、侵袭性鳞状细胞癌、浅表多中心性基底细胞癌等，恶变的皮损可以出现硬结、炎症和溃疡

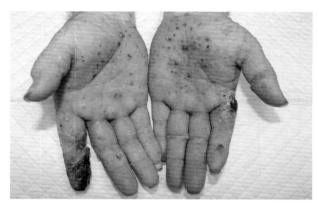

图 15-1　长期接触含砷的中药导致手掌砷角化，手指鳞状细胞癌

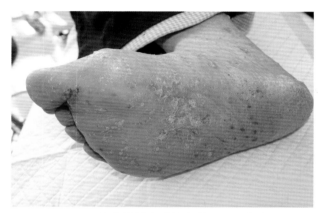

图 15-2　长期接触含砷的中药导致足掌砷角化

（详见第 17 章"第一节，砷所致皮肤癌"）。

五、组织病理

表皮角化过度（在点状角化型和鸡眼角化型中还可见到角化不全），伴有轻至中度的角化形成细胞发育不良，表皮突向下不规则延伸，真皮浅层慢性炎症细胞浸润，可存在真皮嗜酸性变性，角质形成细胞轻度异型性，核深染色，有色素失禁（图 15-3，图 15-4）。

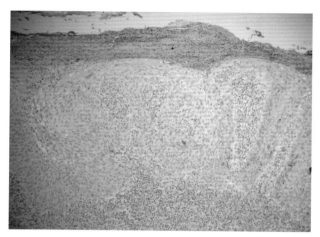

图 15-3　表皮角化过度及角化不全，棘层明显肥厚，皮突延伸

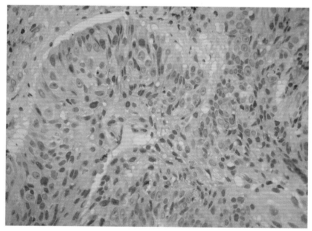

图 15-4　表皮内见异常胶原细胞

六、辅助检查

尿砷、发砷的检查可评估体内砷的蓄积量，对诊断有参考价值。砷中毒所致皮肤色素沉着、角化过度和皲裂，无特异检查方法。砷中毒所致皮肤溃疡和肿瘤，可行皮肤活检病理检查。另外，砷中

毒可导致肝和周围神经系统损害，可行血生化肝功能检测、肝超声和神经肌电图检查。

七、诊断及鉴别诊断

- 诊断依据：有砷接触史，临床表现为掌跖角化及躯干、四肢色素异常，尿液及皮肤中含砷量增高。
- 鉴别诊断：应与皲裂性湿疹、手足皲裂症及掌跖角化症相鉴别。

八、治疗

慢性砷中毒和砷角化患者须定期行全身皮肤检查和全身体检，若条件允许可每 6 个月随访复查。

（一）系统治疗

如体内砷含量超过正常值，可行驱砷治疗。治疗包括：二巯丙磺酸钠每日 0.25 g，肌内注射，用药 3 天、休息 4 天为 1 个疗程；10% 硫代硫酸钠 10 ml，静脉注射，每日 1 次；口服青霉胺每次 0.2 ~ 0.3 g，每天 3 次；并辅助保护肝、营养神经等对症治疗。

（二）局部治疗

局部治疗包括冷冻、电干燥法、刮除术或光动力治疗等。

九、预防措施

- 必须改善接触砷的作业场所的环境，进行工艺改革和技术改造，采用隔离接触的机械化、自动化生产工艺，杜绝土法冶炼及手工操作生产工艺。在使用砷化合物生产及可发生砷烟雾的作业场所，要加强通风、防尘、防毒，提高生产的自动化、密闭化、机械化程度。
- 必须加强个人防护，配备防护服、防护口罩、防护手套、防护工作鞋等。禁止在工作场所进食、饮水和吸烟，工作完毕要仔细清洗、更换衣服等。

- 接触砷作业的工人必须进行上岗前、在岗期间、转岗及离岗时的职业健康体检，凡体检发现有慢性肝炎、周围神经病、严重慢性皮肤病者，不得从事砷作业。

十、预后

砷角化病和砷黑变病患者总体预后良好。砷中毒相关皮肤肿瘤患者经积极治疗多数预后良好。发生侵袭性鳞状细胞癌的患者预后较差。

参考文献

［1］张兵，张爱军. 地方性砷中毒患者皮肤病变. 中国地方病防治杂志，2011，26（4）：250-252.

［2］黄清霄，郭润生，张青喜. 地方性砷中毒皮肤病调查报告. 中国皮肤性病学杂志，1999，13（3）：169-170.

［3］云奋，杨咪咪，马彩凤. 大同市饮水型地方性砷中毒病区环境生态中砷暴露水平调查. 卫生研究，2015，44（1）：82-85.

［4］赵辨. 中国临床皮肤病学. 南京：江苏科学技术出版社，2010，1092-1093.

［5］陈玉平，王万卷，李伯埙. 砷角化病并发多发性鲍温病1例. 中国皮肤性病学杂志，2011，25（8）：631-632.

16 职业性疣赘

（李远红　刘　汀）

一、概述

长期接触沥青、煤焦油、页岩油及其高沸点馏分的矿物油等工人，接触部位的表皮增生，形成角化性新生物，以及接触石棉引起的石棉疣，统称为职业性疣赘（occupational neoplasm）。本病为职业性皮肤病的一种临床类型。

二、流行病学

本病在国内缺乏较完整的流行病学统计。在对接触焦油沥青工人的职业调查时发现，其患病率为 30.4%。该病在工人中的患病率随工龄增长而上升。且长期（15 年以上）接触致癌性烃类化合物后可发生上皮癌，多发生于 40 岁以上的工人。

三、病因及发病机制

一般认为在碳氢化合物同系物中随着碳原子数的增加其毒性亦随之增加。低沸点的油类可引起皮肤浅层的改变，如皮炎等；而高沸点的油类则常引起皮肤深层改变，如痤疮毛囊炎、疣赘及肿瘤等。

接触石棉的工人可因石棉纤维刺入皮肤而形成石棉疣。接触玻璃纤维的工人也可因较粗的玻璃丝借助机械性作用刺伤皮肤，引起类似皮损。

四、临床表现

皮损常发生于与油类等致病物经常接触的部位，如手背、手腕、面颊、小腿、膝部等处。

临床上把职业性疣赘分为四型，其中最常见为扁平疣样损害、寻常疣样损害，较少见有乳头状瘤和上皮癌。

1. 扁平疣样损害　为米粒到黄豆大小的扁平隆起性丘疹，表面光滑，质硬，淡褐色或肤色，圆形或不规则形，边界清楚，数目不等。

2. 寻常疣样损害　为黄豆大小灰褐色角化性丘疹，表面粗糙不平，触之较硬，一般无疼痛。

3. 乳头状瘤　体积较大，且有增长的趋势，表面有乳头状突起，可发生皲裂及感染，皮损中心可形成不规则溃疡，边缘可见炎症现象，有压痛。

4. 上皮癌　此时瘤体迅速增大，表面坏死，溃疡变深、变大，病理符合鳞状细胞癌。

五、组织病理

表皮角化过度，颗粒层增厚，棘层肥厚，乳头状瘤样增生。寻常疣样皮损表皮如山峰或教堂塔尖状隆起，表皮突轻度延长，其底端大致位于同一水平面。真皮、皮下组织大致正常。

六、辅助检查

可行皮肤斑贴试验检查。发现疣体增长迅速时，须完善组织病理检查。

七、诊断及鉴别诊断

（一）诊断

诊断时根据患者发病前有明确的职业接触史，皮损形态与临床类型相符，初发部位与接触部位一致，排除非职业性因素引起的相似皮肤病，参考作业环境的调查与同工种发病情况以及皮肤斑贴试验结果，脱离接触则病愈，恢复接触即发病。

（二）鉴别诊断

1.寻常疣　好发于头面部、手背、手指及足缘等处，为豌豆大丘疹，表面粗糙角化，质地硬，顶端刺状，一般无自觉症状。组织病理可见表皮角化亢进，棘层肥厚，呈乳头状瘤样增生，可见空泡化细胞。

2.扁平疣　青年人多见，好发于面部、手背级前臂等处，为米粒大扁平丘疹，表面光滑，散在或密集分布，一般无自觉症状。组织病理可见表皮角化过度，角质层呈网篮状，颗粒层轻度增厚，在棘细胞上层内可见多数空泡化细胞。

七、治疗

- 扁平疣样或寻常疣样损害一般不需特殊治疗，但须做好详细记录，每3～6个月复查一次。
- 如发现疣体增长迅速或有乳头状瘤时，应及时切除，做病理切片检查，并建议调离原工作岗位。
- 上皮癌患者应及时手术切除或放射治疗，并调离原工作岗位。
- 由石棉纤维或者玻璃纤维刺入皮肤所致的寻常疣样损害，须用针将刺入的纤维挑出。

八、预后

扁平疣样或寻常疣样损害部分在减少或脱离接触致病物后可自行消退，长期接触者可能发展为鳞状细胞癌。

九、预防

长期接触煤焦油、页岩油及石油产品的工人应注意对皮肤的保护，包括穿戴防护服、佩戴手套等。相关工作单位应建立定期体格检查制度。对已经发生癌前病变及上皮癌者，应及时调离原工作岗位。

参考文献

［1］赵辨. 中国临床皮肤病学. 江苏科学技术出版社，2010.

［2］薛春霄，李斌，杨慧芳. 接触焦油沥青工人职业性疣赘调查. 中国工业医学杂志，2005（05）：44-45.

［3］刘玉峰，刘仲荣，高天文. 职业性疣赘. 临床皮肤科杂志，2003（02）：63-64.

17 职业性皮肤癌

（李远红　陈　乐）

职业性皮肤癌（occupational skin cancers）是最早发现的职业性肿瘤，约占人类皮肤癌的 10%。早期英国报道，接触煤焦油、沥青、页岩油制品等的工人患皮肤癌者甚多；在野外、海上工作的白种人，由于受阳光中紫外线强烈的照射，皮肤癌的发病率也较高。接触煤焦油、沥青、砷化物及电离辐射等可引起皮肤肿瘤。

职业性皮肤癌往往发生于最直接的暴露部位，如颈部、手背。能引起皮肤癌的主要化学物质有：煤焦、沥青、石蜡、氯丁烯、砷化物等，以煤焦油类物质所致接触工人的皮肤癌最多见。

在煤焦油类物质中，致癌性化合物主要为强致癌性的苯并芘类，及致癌性较弱的各种多环芳烃类。煤焦油的致癌性与很多因素有关，如煤的种类、提炼煤焦油的温度等。提炼温度越高，所得煤焦油的致癌性越大。

国外文献报道长期接触沥青能引起皮肤上皮癌，特别是皮肤在受到高温沥青灼烧后，可产生急性皮肤癌。国内尚未发现接触焦油沥青发生皮肤癌的病例报告。

长期接触石油、页岩油及其高沸点分馏产品可引起表皮增生，形成角化性新生物。临床上可表现为乳头状瘤，一般体积较大，基底深，侵入皮下，质地较硬，表面有乳头状突起，也可有感染，乳头状瘤在极少数情况下可转变为上皮癌。此时瘤体迅速增大，表面发生溃疡或坏死。上皮癌多在长期（15 年以上）接触致癌性物质后发生。一般发生于 40 岁以上的工人。上皮癌也可在已经脱离接触致癌物质多年后的工人中发生。

皮肤癌发病前往往有前驱性皮损，如表现在接触部位的煤焦油黑变病、痤疮及乳头状瘤（也称煤焦油软疣），其他还有炎症、红斑、指甲变形症、角化过度以及局限性侵蚀性溃疡等。这些可看作是职业性皮肤癌的癌前病变。

下面重点阐述砷所致皮肤癌及职业性放射性皮肤癌。

第一节　砷所致皮肤癌

一、概述

砷属类金属元素在自然界中主要以硫化物形式存在，也共生于金属矿中。元素砷毒性极低，但砷化合物均具有毒性，砷化合物除了引起急慢性中毒外，其主要的危害是可诱发皮肤癌。1979 年国际癌症研究机构确认无机砷化合物是人类皮肤的致癌物。

二、流行病学

接触无机砷化物也可诱发皮肤癌，其接触工龄为 5 年以上，故潜伏期在 5 年以上者方可诊断。

三、病因及发病机制

砷化合物进入体内后，五价砷多数被还原为三价砷。三价砷是一种巯基亲和物，角蛋白中巯基十分丰富，故砷可与富含角蛋白的毛发、指甲和皮肤中的巯基结合而长期蓄积。有研究发现，三氧化二砷可使细胞周期阻滞于 G2/M 期，使细胞周期变慢，抑制端粒酶活性，诱导细胞凋亡；砷是一种强染色体畸变剂，可造成染色体断裂，使基因重排，激活酶基因而致癌。还可引起 DNA 损伤并导致蛋白质交联及 DNA 链断裂，抑制 DNA 合成。

四、临床表现

早期四肢及面部皮肤出现过度角化、色素沉着、溃疡和鲍温病，这些变化属于癌前病变；进一步则发展成鳞状细胞癌。

可发生于身体任何部位，多见于手掌、胫部和足部。主要是在色素脱失及沉着、角化过度和疣状增生三种改变的基础上形成皮下角状物反复破损、感染而发生出血、坏死，经久不愈，如继续发展可演变为鳞状细胞癌。

砷性鲍温病多见于躯干，通常多发，轻者无症状。皮损表现为边缘清楚的红色结痂性损害，偶伴色素沉着，发展缓慢，停止接触后仍可持续数年。极少数转化为鳞状细胞癌（图 17-1）。

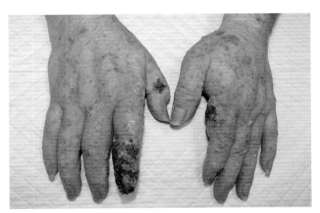

图 17-1　长期接触含砷的中药导致手指鳞状细胞癌

基底细胞癌几乎全是多发的，以躯干为主，形态多种多样。结节溃疡型的典型皮损为缓慢扩大的溃疡，周围绕以珍珠样隆起的边缘。色素型的皮损有黑色素沉着，易误诊为黑色素瘤。有的为表面粗糙、稍隆起的红色斑，有鳞屑，须与鲍温病鉴别。

五、组织病理

1. 鳞状细胞癌病理特点　肿瘤由不典型角质形成细胞所组成，肿瘤向真皮内侵袭性生长，达到真皮网状层，可见角珠及个别角化

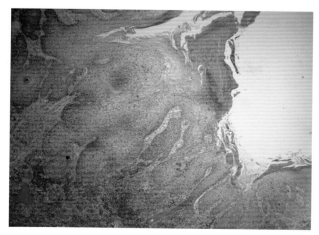

图 17-2　表皮向真皮内侵袭性生长

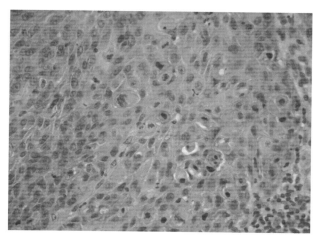

图 17-3　表皮内大量异形性细胞及角化不良细胞

不良细胞。肿瘤细胞胞体较大，胞浆红染，核大小不一，染色质丰富，可见丝状分裂象（图 17-2，图 17-3）。

2. 砷性鲍温病（表皮内原位癌）病理特点　表皮角化过度，角化不全，棘层肥厚，皮突延伸增宽，但基底膜带完整。表皮全层细胞排列紊乱，个别细胞呈恶性角化不良，很多细胞核有异形性，大而深染，形态不规则，常见核丝状分裂象及多核巨细胞。

3.基底细胞癌病理特点　肿瘤细胞呈大小不等的集合状，它们形态较为一致，嗜碱性染色，与基底细胞相似。在肿瘤周边的细胞呈栅栏状排列，可见收缩间隙。

六、辅助检查

- 尿砷、发砷可作为慢性砷接触的指标。
- 职业性皮肤肿瘤的诊断须行皮肤活检病理检查才能明确。

七、诊断及鉴别诊断

砷所致皮肤癌潜伏期长，恶性程度高，容易早期转移。尽管生长在外露皮肤上，但由于人们较少重视，目前早期诊断率依然不高。如果在皮肤上出现无痛性结节，质地较硬、边缘隆起、久治不愈，应立即到医院检查，是否排除皮肤癌的可能。目前，诊断皮肤癌的主要依据是活体标本病理检查。

诊断细则：原发性皮肤癌诊断明确，接触无机砷作业工龄 5 年以上（含 5 年），潜伏期 5 年以上（含 5 年），有慢性砷中毒病史者所患皮肤癌即可诊断。

八、治疗

脱离致癌物的接触，按照皮肤癌积极治疗。定期复查。

1.鳞状细胞癌的治疗　对于较小、分化良好的肿瘤首选手术切除，一期缝合。对于体积较大、部位较深的皮损，采用 Mohs 外科治疗，术中做冰冻切片，以确定和指导手术的范围和深度，直到把肿瘤彻底切除为止。对于较大损害，切除后应做皮瓣转移或植皮术。切除时应包括周围 0.5 ～ 2 cm 的正常皮肤，深达皮下脂肪层或筋膜层。对于分化良好、瘤体小者，可采用刮除及电干燥、激光治疗等；对于头面部鳞状细胞癌、分化程度差，年老体弱且瘤体小者，可采取放射治疗。

2. 砷性鲍温病（表皮内原位癌）的治疗 首选手术切除，切除时应包括周围 0.3 ～ 0.5 cm 的正常皮肤，深度应达真皮深层。Mohs 外科是治疗复杂或复发皮损最好的方法。对于较小损害，可采取电烧灼、激光、光动力治疗等；也可采取局部放射治疗。

3. 基底细胞癌的治疗 首选手术治疗，可采用 Mohs 外科治疗。若瘤体较大，术后尚需植皮；对于较小的浅表皮损，可采取刮除及电干燥、激光、光动力治疗等；对于口唇、眼睑、鼻翼、耳等手术切除有困难的皮损，可采取放射治疗。

九、预防措施

- 加强生产设备的管理、清洁和维修，尽可能做到生产机械化、自动化、密闭化，尽量减少接触机会。
- 定期监测生产环境中的致癌性职业因素，使其浓度或强度控制在国家职业卫生标准规定以下。
- 重视职业岗前教育，加强个人防护。根据工作性质配备防护用品，包括穿防护衣、戴防护手套等。
- 对职业接触者做定期医学监护，定期体检、早期发现职业性皮肤肿瘤。

十、预后

砷诱发的皮肤癌潜伏期一般为 20 ～ 30 年，甚至长达 59 年。基底细胞癌一般不转移，鳞状细胞癌恶性度高，容易转移。

如发现职业性皮肤肿瘤，应尽早治疗，一般情况下，疗效和预后较好。但如已有区域性淋巴结转移者，则预后较差。

第二节 职业性放射性皮肤癌

一、概述

职业活动过程中，在电离辐射所致皮肤放射性损害的基础上发生的皮肤癌，称为职业性放射性皮肤癌。

二、流行病学

随着科学技术的不断发展，电离辐射和原子能日益广泛地应用于工业、农业、科研、医疗和国防建设，由此造成的放射性皮肤损伤时有发生。流行病学调查表明，长期接触X线又无适当防护的工作人员，患皮肤癌的概率也有所增加，潜伏期为4～17年，多见于手指。放射性皮肤癌的发病率报道很不一致。郝铸仁曾收集国外2825例慢性放射性皮炎患者中有839例发生恶变，发病率高达29.7%。国内近年文献报道有关肿瘤患者放射治疗后癌变的发病率为0.06%～10%。

三、病因及发病机制

引起放射性皮肤损伤的常见射线有β射线、γ射线、X射线、高能电子束和中子等。

放射性皮肤损伤的轻重受多种因素的影响，如：射线的种类、照射剂量、剂量率，以及受照个体的年龄、性别、机体状况和身体不同部位对射线的敏感性。热、光、紫外线及某些化学物质如酸、碱、碘酒等均能提高皮肤对射线的敏感性。

四、临床表现

本病的临床表现为受损部位皮肤萎缩变薄、粗糙、角化过度、皲裂、角质突起或形成溃疡，反复发作、经久不愈（图17-4）。潜伏期长短不一，多在5～10年。

五、组织病理

本病的组织病理以高分化鳞状上皮细胞癌为主。肿瘤由不典型的角质形成细胞组成，肿瘤向真皮内侵袭性生长，达到真皮网状层，可见角珠及个别角化不良细胞。肿瘤细胞胞体较大，细胞质红染，核大小不一，染色质丰富，可见丝状分裂象（图17-5）。

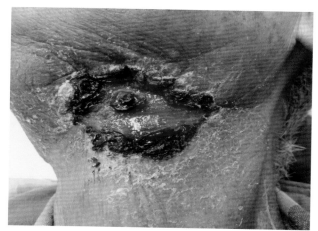

图 17-4　长期接触放射性粒子导致皮肤鳞状细胞癌

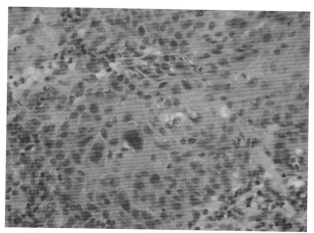

图 17-5　表皮内许多异形性细胞及角化不良细胞

六、辅助检查

外周血淋巴细胞染色体畸变的异常对慢性放射性皮肤损伤的诊断有参考意义。

七、诊断及鉴别诊断

患者有确切的射线接触史，估算患部吸收剂量超过诊断标准累积剂量；有典型的慢性放射性皮肤损伤的临床表现，并在原慢性放射性皮肤损伤的部位和基础上发生癌变，病理为鳞状上皮细胞癌；同单位同工种多人皮肤出现类似症状，即可诊断为职业性慢性放射性皮肤病。鉴别诊断时应排除神经性皮炎、慢性湿疹、疣、上皮角化症及其他非特异性溃疡等皮肤病。

八、治疗

本病的治疗与一般皮肤癌相似，以外科手术治疗为主。

九、预防措施

本病应以预防为主。从事放射线工作的人员应严格遵守操作规程，加强防护措施；对长期接触射线或放射性物质人员，应定期观察和随诊。对良性患者，采用放射治疗时要严格掌握适应证，合理设计照射方法，制定正确的照射剂量。对已有慢性放射性皮肤损伤的患者，应定期随访，积极采取正确的治疗措施，防止遭受物理性和化学性的刺激而加重损伤。对已有溃疡的患者，应及时外科手术治疗。

十、预后

由于放射性皮肤癌周围血管因内膜增厚、堵塞，循环较差，癌细胞较少向远处转移。因此进行肿瘤切除或者截肢手术时应充分考虑患者的肢体功能。

参考文献

［1］郝铸仁. 慢性放射性皮炎的癌变问题. 核防护, 1979, 4: 41.

［2］王绍丰, 王安宇, 李志尚. 放射诱发头颈部恶性肿瘤. 中华放射医学与防护杂志, 1991, 11 (1): 45.

［3］李国民, 陈运奇, 杨奕静. 射线诱发的恶性肿瘤及对组织学发生的探讨. 中华放射医学与防护杂志, 1987, 7 (1): 11.

18 职业性皮肤铬溃疡

（李远红　陈　乐）

一、概述

职业性皮肤铬溃疡（occupational chromium ulcers）是指生产劳动中直接接触或间接接触铬及其化合物所致形态较特异、病程较长的皮肤溃疡。

二、流行病学

在我国 GBZ2-2007 规定铬酸盐的职业接触限值为 50 $\mu g/m^3$，相关文献对 2009 至 2010 年我国一般人群全血和尿液中的铬水平分布进行了相关统计分析，得出我国一般人群血铬的几何均数为 1.19 g/L（1.17 ～ 1.21 g/L），而调查资料显示铬酸盐职业接触组工人的全血铬水平高于对照组（$P < 0.01$），且均明显地高于一般人群（$P < 0.01$），其浓度值为一般人群的 6 ～ 14 倍。铬酸盐接触组工人的氧化还原水平、免疫因子、肾指标水平、遗传损伤程度、鼻黏膜等方面已出现明显的改变（$P < 0.05$）。其中，铬鼻病的患病率为 10.30%，最为常见；职业性接触性皮炎的患病率为 9.44%；皮肤铬溃疡患病率为 6.44%。通过对比分析可见，接触低剂量铬酸盐依然对劳动者的健康产生潜在风险。因此，目前我国铬酸盐的职业接触限值对劳动者的保护水平值得探究。

三、病因及发病机制

铬及其化合物所引起的皮肤溃疡主要发生在与铬相关的金属镀铬、鞣革、胶版印刷、铬矿冶炼等工业操作中。铬对于完整的皮肤并没有致病力，患者在发病前通常有皮肤破损或皮肤保护缺陷的情况。其中，以铬的六价化合物（如铬酸、铬酸钾以及重铬酸钠）为主要致病物。六价铬在高浓度时是泼尼氧化剂，对皮肤有强烈的局部刺激作用和腐蚀作用，但在浓度较低时，也并不是没有致病危险。低浓度的铬及其化合物相当于过敏原，可以引起过敏性皮炎。

四、临床表现

铬及其化合物对人体的危害是全身性的，不仅可以造成黏膜及其皮肤的过敏或溃疡，长期接触铬及其化合物的粉尘还会对神经系统、消化系统、呼吸系统、血液系统等造成极大的损害。长期接触铬及其化合物在初期会出现头晕、消瘦、贫血等，并逐渐发展为皮肤过敏、皮肤溃疡等症状，同时可能伴有肝、肾功能的损害。

（一）黏膜损害

低浓度铬及其化合物通常会成为过敏原，长期吸入铬酸雾及粉尘可导致鼻黏膜发生卡他性炎症和上呼吸道症状，其中以鼻痒、多涕、鼻塞、喷嚏为多见。严重时可发生鼻中隔铬溃疡，而眼结膜炎及萎缩性咽炎也可发生，但较为罕见。

（二）接触性皮炎

此类型较为常见，范围大小不一，边缘鲜明，夏季较为常见，其原因为夏季工人衣服较冬季单薄，且暴露较多，与铬酸雾或粉尘的接触增多。高敏感体质的患者即使离开工作岗位仍常年持久不愈，甚至反复发作，皮肤瘙痒，可形成湿疹样变化，病程可长达数十年。皮肤斑贴试验对各相关性皮炎有诊断价值。

（三）铬溃疡

铬溃疡又称铬疮（chrome ulcer），常发生于手指或手背，前臂及小腿等直接接触部位，单发或多发，皮肤表面溃疡明显，但疼痛症状常较临床表现轻。溃疡呈圆形，直径大多不超过 1 cm，色苍白或暗红，边缘明显，常为宽 2 ～ 4 mm 质地坚实的暗红色堤岸状隆起，整个皮损形似鸟眼，中央大多有明显凹陷，深者达骨面，凹陷表面有少许脓血或灰黑色痂皮覆盖，周围无红晕，压之有痛感。铬溃疡愈合缓慢，超过 1 个月后常伴有不可逆的圆形萎缩瘢痕。

五、组织病理

真皮层可见中性粒细胞浸润，真皮中层可见成纤维细胞及胶原纤维增生，间有淋巴细胞浸润。

六、辅助检查

血铬和尿铬含量只能提示患者接触程度，不能作为职业性皮肤铬溃疡的诊断依据。如怀疑溃疡发生恶变，应行皮肤组织活检等病理检查以明确诊断。

七、诊断及鉴别诊断

（一）诊断

诊断职业性皮肤铬溃疡最重要的是有明确的职业接触史，当工作环境中有明确的铬及其化合物存在，并有特征性皮肤损害出现时，排除其他类似皮肤损害，方可诊断职业性皮肤铬溃疡。

（二）鉴别诊断

1. 化学烧伤　接触高浓度酸、碱、强氧化剂以及某些烈性农药，如硫酸、硝酸、盐酸、氢氟酸、氯醛酸、硫酸二甲酯、苯酚、水合肼、氢氧化钠、溴素等刺激性化学物质，导致皮肤烧伤。此类烧伤通常也伴有职业接触史，应鉴别工作环境中是否有铬及其化合物的存在，同时该类损伤通常只发生在直接接触化学物质的部位，通常为急性皮肤损害，表现为红斑、水疱、焦痂等症状，可与职业性皮肤铬溃疡相鉴别。

2. 臁疮（深脓疱疮） 臁疮又名裤口毒、裙边疮、老烂腿等，该病是由溶血性链球菌感染所致的一种深在性慢性脓疱疮，基本损害为脓疱和被黏着性痂所覆盖的溃疡，主要侵犯小腿镰骨部位，愈后留有瘢痕及色素沉着。此类患者常见于营养较差及久病体弱者，多继发于下肢静脉曲张、下肢深静脉血栓形成等静脉疾病。常因外伤、局部破损、湿疹及虫咬等原因而诱发，多不伴有职业接触史。

八、治疗

首要的治疗为立即脱离存在铬及其化合物的环境。一旦接触到铬及其化合物，立即用肥皂水洗干净，并用 10% 亚硫酸钠溶液清洗接触部位，然后再次用清水清洗干净。发生接触性皮炎时，可暂时脱离工作环境，按一般原则对症处理。对于铬溃疡可用 10% 亚硫酸氢钠或 5% 硫代硫酸钠溶液清洗，搽 3% ～ 5% 二巯丙醇或 5% ～ 10% 依地酸钙软膏。对于经久不治的铬溃疡，可采取外科手术的办法切除。

九、预防措施

对于职业性铬溃疡预防重于治疗。

- 加强生产设备的管理、清洁和维修，杜绝跑、冒、滴、漏现象，以防止污染作业环境。电镀槽旁应有足够控制风速的槽边吸风设备，以减少铬蒸气对皮肤黏膜的刺激。
- 加强个人防护，根据生产条件和工作性质，配备工作服、不透水手套、围裙及靴子等防护用品。建立定期体检制度，及时处理破损皮肤。若破损皮肤接触了致病物，应立即用流水彻底冲洗，并保护创面，防止溃疡形成。

十、预后

铬溃疡的病程较长，常需 1～2 个月痊愈。若继续接触可迁延至半年余，愈合后可留有边界清楚的萎缩性瘢痕。

参考文献

［1］赵辨. 中国临床皮肤病学. 南京：江苏科学技术出版社，2010，778-780.

［2］廖雍玲，周旭，何春玲，等. 233 名铬作业工人皮肤，鼻咽部，职业性疾患的调查研究. 职业与健康，2001，1（2）：2-4.

［3］Williams N. Occupational skin ulceration in chrome platers. Occup Med，1997，47（5）：309-310.

［4］王琳，陈勇. 欧盟及我国职业性皮肤病防治现状及措施. 新疆医学，2015，45（2）：125-126.

［5］李苹，李阳，张济，等. 工作场所可溶性铬酸盐职业接触限值的探讨. 中华预防医学杂志，2014，48（3）：222-224.

［6］马伯琍. 职业性铬危害及诊断. 化工劳动保护（工业卫生与职业病分册），1987（04）：31-34.

19 肢端硬皮病

（李远红　陈　乐）

一、概述

肢端硬皮病，也称肢端硬化病，是指因长期反复接触氯乙烯及其聚合物等化学物质而引起的肢端改变，部分可同时伴有肢端骨质吸收，又称为肢端骨溶症。肢端硬皮病皮损始发于手、足、面等远端部位，常向心性发展，但躯干部很少累及，女性多见，伴有雷诺现象，进展缓慢，内脏受累较轻，预后较好。近年来，职业或环境因素引起硬皮病的报道逐渐增多。

二、流行病学

硬皮病是一种少见病，国外文献报道每 100 万人中有 3 ～ 24 人患病，但与之发病相关的环境因素并不十分明确。

职业调查发现矽肺患者及长期接触聚氯乙烯的化工工人患硬皮病的危险性增高，长期接触污染性菜籽油及硅可引起类似系统性硬皮病样病变。

1984 年日本厚生省调查研究显示硬皮病的发病率以工业地区较高；与全国职工总数对比，从事采矿者发病率较高。

三、病因及发病机制

病因尚未明了，其发病可能与遗传、环境、感染、药物等多种因素有关。聚氯乙烯、二氧化硅、有机溶剂等可诱发硬皮病。

1917 年，第一次确认硅在硬皮病发生过程中发挥重要作用，法国官方给予了工人相应赔偿。

严格病例对照研究证实了有机溶剂和硬皮病之间的因果关系。

硬皮病的严重程度如皮损范围、肺受累程度及免疫异常与职业暴露相关。

四、临床表现

（一）典型硬皮病的临床表现

典型硬皮病的早期症状如雷诺现象，可先于皮损 1 ～ 2 年出现。皮肤表现可分为三期：水肿期、硬化期及萎缩期。

1. 水肿期　表现为皮肤紧张变厚，肤色苍白或淡黄，皮温略有降低。早期可先于手指、手背和面部出现非凹陷性肿胀。

2. 硬化期　皮肤增厚发生纤维化，变硬，表面蜡样光泽，不能捏起。面部呈假面具样，鼻尖似鹰嘴，唇变薄、僵硬，口周出现放射状沟纹，张口困难。手指变细，末节指尖变短，有时出现溃疡，手指伸屈受限。皮损部位可出现色素沉着或色素减退（图 19-1）。

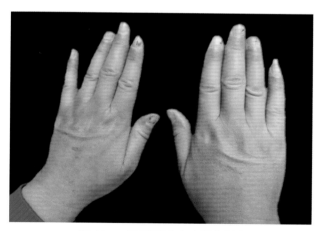

图 19-1　肢端硬皮病（硬化期）

4. 萎缩期　皮肤萎缩变薄如羊皮纸样，皮下组织及肌肉萎缩紧贴于骨骼，形成木板样坚硬感，指端、关节处可发生持续性溃疡。

其他表现包括关节、骨及肌肉病变，消化系统病变，肺病变，心脏病变，肾病变等。

（二）氯乙烯及三氯乙烯所致硬皮病的特点

氯乙烯所致硬皮病的临床表现包括典型雷诺现象，指端硬化，末端指骨吸收，上肢皮肤纤维化，毛细血管扩张。除了和硬皮病类似的特点外，本病临床表现的特殊之处是节段性硬化及肢端骨质溶解。在系统受累方面，可以产生肺纤维化，但肾和胃肠道一般不受累。还可以出现血小板减少、肝纤维化，甚至发生血管肉瘤等多系统受累的表现。研究显示，遗传学标记物和氯乙烯所致硬皮病发生密切相关，甚至超过了氯乙烯的暴露水平，*HLA-DR5* 在硬皮病工人中的出现频率更高。

三氯乙烯诱发的硬皮病，其表现和氯乙烯引起的相似，据报道，平均暴露时间为 2 ～ 14 年，仅有一例女性患者暴露于高水平的三氯乙烯 2.5 小时后就出现了典型的硬皮病，包括手部肿胀。还有一些接触三氯乙烯的患者出现了嗜酸性筋膜炎或者其他类似症状。Harris 等（1967 年）曾观察在合成聚氯乙烯时，长年不断清扫反应槽者可发生肝血管肉瘤、肢端骨溶解、雷诺现象、血小板减少、肝功能异常等。少数病例可因接触过氯乙烯，三氯乙烯而发生硬皮病样变化。

（三）硅尘所致硬皮病的特点

流行病学研究发现，暴露于高硅尘环境的男性，其硬皮病发病率显著升高。在 Pennsylvania 的煤矿，硬皮病的危险因素升高了 25 ～ 110 倍。但是近年来也有一些研究表明硅尘和硬皮病的发病无明显相关或者关系不大。根据 Haustein 报道，硅尘导致硬皮病的临床表现、自身抗体的类型和普通硬皮病的一样，这一点对于硬皮病不同激发因素导致不同抗体的理论提出了异议。Mchugh 报道在硅尘所致硬皮病中抗拓扑异构酶抗体升高，而且在那些没有患病的高暴露于硅尘的作业工人中此酶也明显升高。空气中硅尘导致的硬皮病的临床表现和一般硬皮病的类似，但肺纤维类型不同。Haustein 等研究发现，硅能活化微血管内皮细胞促进真皮纤维化，但是硅导致硬皮病的发病机制还不确切，有待进一步研究。

（四）有机溶剂所致硬皮病的特点

有机溶剂所致硬皮病的相关个案报道很多，但缺乏队列研究验证。如苯、甲苯、二甲苯等和硬皮病发病相关。但是回顾这些病例，其临床表现仅仅类似硬皮病，而不是硬皮病。接触污染性菜籽油导致患者急性发病，表现类似硬皮病，出现发热、嗜酸性粒细胞增多、肌痛、急性肺动脉高压等硬皮病样特征。

有 2 例接触环氧树脂导致硬皮病的报道，有相似临床表现及暴露时间，这说明环氧树脂可能在硬皮病发生中发挥了作用，但是病例数很少，和杀虫剂导致硬皮病一样，都是零星的偶发病例。石川英一曾报告从事环氧树脂者出现皮肤发红、肌无力、皮肤硬化、脱毛等，可能由双 4- 氨基 -3 甲环乙基甲烷这种双胺化合物所致。

五、组织病理

真皮浅层及深层血管周围小灶性以淋巴细胞为主浸润，有时可见浆细胞浸润；真皮内胶原纤维，特别是网状层胶原纤维早期肿胀，晚期硬化，排列致密，均一红染。因皮下组织纤维间隔硬化、增厚，小汗腺腺体的位置相对上移，毛囊、皮脂腺、汗腺等皮肤附属器减少或消失（图 19-2，图 19-3）。

六、辅助检查

肢端硬皮病患者应检测血常规、尿常规、红细胞沉降率、C 反应蛋白等，还可行抗核抗体（ANA）及其他自身抗体检查以辅助疾病诊断和预后分析。发现骨溶性改变时可行骨关节 X 线检查。皮肤组织病理检查对疾病的诊断价值较大。

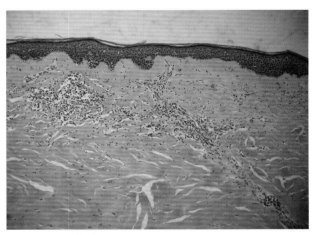

图 19-2　真皮致密的胶原束，血管周围炎细胞浸润

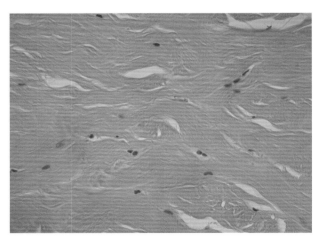

图 19-3　胶原致密、粗大、均质化

七、诊断及鉴别诊断

（一）诊断

诊断时根据明确的职业接触史；有典型的皮肤损伤的临床表现，伴有雷诺现象及其他系统症状。

（二）鉴别诊断

- 进行性特发性皮肤萎缩：本病初起为水肿性淡红色斑，逐渐呈浅灰或棕色，皮肤萎缩，后期出现小范围硬化。
- 肢端骨质溶解症：本病主要表现为雷诺现象，手指及手部硬皮病样改变，末节指骨溶解性损害等三联症状，多发生于接触氯乙烯单体者，脱离接触后症状可好转或消退。

八、治疗

- 去除病因，脱离接触，注意保暖，避免精神紧张。
- 使用免疫调节剂，如糖皮质激素、免疫抑制剂、转移因子、胸腺肽（胸腺素）等。
- 使用血管活性剂，包括抗血小板凝聚药物、血管扩张剂、血管紧张素转换酶抑制剂、纤维蛋白溶解剂等。
- 使用结缔组织形成抑制剂，如青霉胺、秋水仙碱、依地酸钙钠、积雪苷。
- 中医药治疗。

九、预防措施

- 加强生产设备的管理、清洁和维修，改进操作方法，尽可能做到生产机械化、自动化、密闭化，尽量减少接触致病物的机会。
- 加强个人防护，根据工作性质配备防护用品，包括穿防护衣、戴防护手套，以避免直接接触环氧树脂、氯乙烯及其聚合物等有机溶剂。

十、预后

肢端硬皮病一般进展缓慢，不累及系统或者内脏受累较轻者预后较好；累及肺、肝，出现肺纤维化、肝纤维化，甚至发生血管肉瘤等多系统受累者，预后较差。

参考文献

[1] 杨径，李智民. 职业病诊断实践与案例评析. 北京：人民卫生出版社，2010.

[2] 杨凤英. 矽肺并发硬皮病1例分析. 中国工业医学杂志，2006，19（4）：216.

[3] Magnant J，Diot E. Systemic sclerosis：epidemiology and environmental factors. Presse Med，2006，35（12）：894-901.

[4] Steen VD. Occupational scleroderma. Curr Opin Rheumastol，1999，11（6）：490-494.

[5] 石川英一. 硬皮病. 日本医学介绍，1988，9（4）：165-166.

[6] McHugh NJ，Whyte J，Harvey G，et al. Anti-topoisomerase I antibodies in silica-associated systemic sclerosis. A model for autoimmunity. Arthritis and rheumatism，1994，37（8）：1198-1205.

[7] Haustein UF，Anderegg U. Silica induced scleroderma—clinical and experimental aspects. Journal of Rheumatology，1998，25（10）：1917-1926.

[8] Harris DK，Adams WG. Acro-osteolysis occurring in men engaged in the polymerization of vinyl chloride. BMJ，1967，3（5567）：712-714.

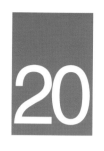

20 职业性指甲改变

（彭世光　郑　艺）

一、概述

职业性指甲改变（occupational nail change）指在职业过程中，长期接触某些物理化学因素导致的平甲、勺甲及甲剥离等损害。

二、流行病学

尚缺乏流行病学数据。

三、病因及发病机制

在须接触碱类物质、矿物油等某些职业或工种中，指甲因长期受慢性刺激及机械磨损而引起损伤。外伤、刺伤或指甲修剪过短可导致甲周病变。

四、临床表现

本病呈慢性病程，若未脱离职业环境，可长期持续存在。临床表现可分为指甲损害、甲沟和甲周损害。指甲损害包括指甲增厚、变硬和末端向内弯曲（甲沟弯症），以及平甲和匙状甲。甲沟及甲周损害包括甲沟炎、甲周组织的明显损伤、感染或脓肿，可伴剧烈疼痛，甚至出现发热、头疼等全身症状。手指劳动者，如木工、玉工、机械工等多出现指甲增厚、变硬和甲沟弯症。长期接触某些化学物质如烧石灰、碱液或机油的工人可出现平甲和匙状甲。缫丝厂工人、屠宰工人、禽畜产品加工工人多出现甲沟及甲周损害。

五、辅助检查

本病无特异性检验、检查方法。

六、诊断及鉴别诊断

（一）诊断

诊断依据：职业接触史，指甲及甲周皮损。

（二）鉴别诊断

与非职业性因素引起的指甲损害相鉴别，如甲癣、甲沟炎、甲营养不良等。

七、治疗

本病不需特殊治疗，除去病因后，可逐渐恢复正常。

八、预防措施

- 应改善劳动条件，尽可能做到生产机械化、自动化、密闭化，防止有害物质污染作业环境，尽量避免徒手操作。生产车间中安装有效的通风、排毒、除尘设备，降低有害物质浓度。
- 职工应加强个人防护，根据工作性质配备防护用品，如头巾、面罩、工作服、围裙、套袖、手套、胶靴等，减少危害因素的接触。
- 加强生产管理，职工定期轮换工种，防止长期接触同一致病物。
- 建立卫生保健制度，重视皮肤外伤的治疗。

九、预后

本病总体预后良好。

21 职业性毛发改变

（张秀英　张利平）

一、概述

职业性毛发改变（occupitional hair change）是指由职业因素所致毛发脱落、多毛、毛发生长缓慢及颜色改变等损害。

二、流行病学

在生产过程中接触某些化学物质如铊、氯丁二烯等，可以引起职业性脱发。国外报道接触上述物质脱发率为45%，国内资料为14.2%～85.9%。有的工人反复脱发3或4次。

三、病因及发病机制

在工业生产中，如生产红外线滤光玻璃、光电管、低温温度计等，操作不当会引起急性铊中毒。重金属铊会结合毛发内半胱氨酸巯基，干扰角化蛋白质的角化作用而使毛发脱落。在制造橡胶制品和黏合剂及涂抹防水层等操作过程中会接触到氯丁二烯单体，可出现暂时性头发、眉毛脱落。

身体局部长期频繁的机械性刺激、摩擦和压迫，可使受刺激的部位毛发增生。

长期接触机油及矿物油等可引起背部、前臂毳毛折断，出现毛囊口角化现象。

四、临床表现

不同物理化学因素可导致毛发不同表现。急性铊中毒表现为斑秃或全秃，也可伴眉毛的脱落，脱发一般是可逆的。严重的铊中毒可导致永久性脱发。接触氯丁二烯后，可出现暂时性头发、眉毛脱落，胡须生长缓慢，但体毛和阴毛不受影响。

皮肤长期接触机油及矿物油可引起背部、前臂毳毛折断，毛囊口角化。身体局部长期频繁的机械性刺激、摩擦和压迫可导致局部多毛。

五、诊断及鉴别诊断

（一）诊断

根据职业接触史及毛发改变情况，本病不难诊断。

（二）鉴别诊断

本病须和斑秃相鉴别，后者主要是局限性的片状脱发，25%的患者有家族史，其中神经精神因素被认为是重要的诱发因素。

六、治疗

无需治疗，除去职业性接触后，毛发可恢复正常。

七、预防措施

1. 作业场所预防措施　操作过程应自动化、机械化、管道化、密闭化，加强生产设备的清洁、维修与管理，防止污染作业环境。

2. 个人防护措施　根据生产条件和工作性质配备相应的头巾、面罩、工作服、手套等个人防护用品，减少矿物油类和氯丁二烯的直接接触。

3. 注意个人卫生　要养成卫生习惯，勤洗手、洗澡，避免用力擦，这样会因增加机械性摩擦而促使皮炎的发生和加重。

八、预后

除去病因，毛发可恢复正常。

参考文献

［1］赵辨. 中国临床皮肤病学. 南京：江苏科学技术出版，2010，784.

［2］Sojakova M，Zigrai M，Karaman A，et al. Thallium intoxication. Case Report. Neuro Endocrinol Lett，2015，36（4）：311-315.

［3］胡训军，李思惠. 氯丁二烯对人体健康损害研究概况. 职业卫生与应急救援，2015，33（1）：17-21.

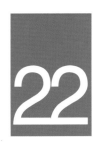

22 艾滋病职业暴露

（张秀英　张利平）

一、概述

艾滋病（acquired immune deficiency syndrome，AIDS）又称获得性免疫缺陷综合征，是由人类免疫缺陷病毒（human immunodeficiency virus，HIV）感染引起的以严重的免疫缺陷为主要特征的性传播疾病。职业性艾滋病是指医务及相关工作人员，在从事艾滋病防治及相关工作的过程中，被艾滋病患者的血液、体液污染了破损的皮肤或非胃肠道黏膜，或被沾有 HIV 的血液、体液污染的针头及其他锐器刺破皮肤，从而感染 HIV 引起的艾滋病。临床上以淋巴结肿大、厌食、慢性腹泻、体重减轻、发热、乏力等全身症状起病，逐渐发展至各种机会性感染，继发肿瘤等而死亡。

二、流行病学

1981 年，艾滋病在美国首次发现，很快在全球肆虐。我国于1985 年发现首例艾滋病患者。根据我国艾滋病病例报告数据显示，截至 2017 年底，全国报告存活的 HIV 感染者 /AIDS 患者已达 75.8万例，新发现 HIV 感染者 /AIDS 患者达 13.4 万例。HIV 感染者和AIDS 患者数量不断增加，但新发感染人数保持在较低增长水平。随着我国艾滋病防控工作的进一步深入，医生、护士、实验室人员甚至其他执法工作人员接触艾滋病患者的机会越来越多，职业暴露的危险增加。从 2007—2014 年在首都医科大学附属北京佑安医院艾滋病门诊接诊的 109 例 HIV 职业暴露者来看，职业暴露主要发生在医院和执法场所，其中医护人员占 57.8%，检验人员占 6.4%，执法人员占 28.4%，其他人员约占 7.4%。医护人员及执法人员应加强 HIV 职业暴露培训，职业暴露后通过规范的应急处理和预防性用药可有效预防 HIV 感染。

三、病因及发病机制

HIV 可分为 HIV-1 型和 HIV-2 型。其中 HIV-1 型为全球性流行，是主要的流行型。HIV 属于反转录病毒科亚科，由单链 RNA、反转录酶和结构蛋白组成。病毒结构成分包括 gp120 和 gp41 蛋白，可以与宿主靶细胞结合。

发病机制：HIV 进入人体后，其包膜糖蛋白 gp120 主要与 CD4$^+$细胞表面的 CD40 分子相结合，通过靶细胞的内吞作用和 gp41 的融化作用，促使 HIV 进入靶细胞，整合到宿主细胞的 DNA 中。细胞以病毒 DNA 为模板转录、翻译，生成病毒 RNA 和病毒蛋白质，然后装配成新的病毒颗粒，细胞最后死亡；或者病毒的 DNA 序列被感染细胞及其子代细胞终身携带，称为前病毒，进入潜伏期。HIV 在繁殖过程中，不断杀伤宿主细胞，使 CD4$^+$T 淋巴细胞数目减少，单核吞噬细胞、B 淋巴细胞、CD8$^+$T 淋巴细胞和 NK 细胞等发生损伤，造成免疫缺陷，导致机体发生机会性感染和肿瘤。

四、临床表现

（一）HIV 感染的分期

因职业暴露而感染 HIV，其临床表现与因性接触、吸毒等途径感染此病者相同。临床可以分为以下四个阶段：

1. 潜伏期　从感染 HIV 发展到 AIDS 的时间一般需 1～10 年，平均 7～8 年。若 HIV 感染者及早进行治疗，这个时期可以明显延长。

2. 急性感染期 通常在感染 HIV 1～2 周，主要表现为发热、乏力、咽痛和全身不适，体检常常发现全身淋巴结肿大，面和躯干部出现红斑、丘疹。上述表现可在 1 个月后消失。从感染到血清阳转的时间成为"窗口期"，一般为 4～8 周，极个别者达到 6 个月。

3. 无症状感染期 此期短至数月，长至 20 年，平均 8～10 年，临床上没有任何表现，部分患者可出现持续淋巴结肿大并维持相当长的时间。患者血清中可以检测出 HIV 及 HIV 抗体。

4. 艾滋病期 患者有发热、腹泻、体重下降、全身浅表淋巴结肿大，常合并各种条件性感染，如口腔念珠菌感染、卡氏肺囊虫肺炎、巨细胞病毒感染等，还可以伴发卡波西肉瘤、淋巴瘤等肿瘤。未经治疗者进入此期的平均生存期为 12～18 个月。

（二）HIV 感染的皮肤表现

HIV 感染者可以发生皮肤黏膜病变，表现为非感染性皮肤损害和感染性皮肤损害，如带状疱疹、真菌感染、细菌及病毒感染等。皮肤肿瘤如卡波西肉瘤、淋巴瘤等（图 22-1～图 22-3）。

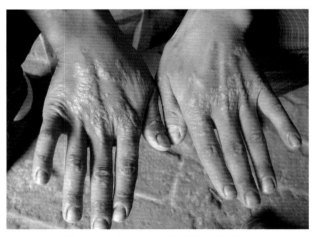

图 22-1 此 HIV 患者手背为扁平疣

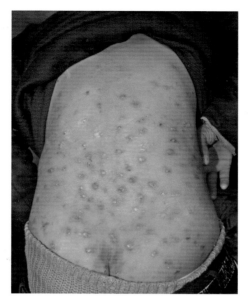

图 22-2 此 HIV 患者躯干为结节性痒疹

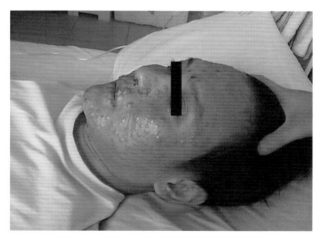

图 22-3 此 HIV 患者为马内菲青霉感染

五、辅助检查

1. HIV 抗体的初筛检测 酶免疫吸附试验是敏感度和特异度较

高的检测方法，目前被普遍应用。

2. HIV 抗体检测　经上述初筛呈阳性反应的血标本，需要送确诊实验室确定，常用的确诊方法为免疫印迹法。

3. 其他检测方法　包括病毒分离、p24 抗原检测、HIV RNA 及 DNA 检测等。

4. CD4$^+$T 淋巴细胞计数、β- 微球蛋白水平检测。

5. 病原微生物检查　肺孢子菌检查、隐孢子虫检查、弓形虫检查等。

六、诊断及鉴别诊断

（一）诊断原则

HIV 感染 /AIDS 的诊断须结合职业暴露史、临床表现和实验室检查等进行综合分析。慎重做出诊断。

（二）诊断标准

1. 急性感染期诊断标准　患者近期有职业暴露史和临床表现，实验室检查 HIV 抗体由阴性转为阳性。

2. 无症状感染期诊断标准　有职业暴露史，HIV 抗体阳性。

3. 艾滋病期诊断标准　有职业暴露史，HIV 抗体阳性，加上下述各项中的任何一项；或 HIV 抗体阳性，CD4$^+$T 淋巴细胞数 $< 200/mm^3$。

（1）原因不明的 38℃以上持续不规则发热，持续时间 > 1 个月；

（2）慢性腹泻次数多于 3 次 / 天，持续时间 > 1 个月；

（3）6 个月之内体重下降 10% 以上；

（4）反复发作的口腔白念珠菌感染；

（5）反复发作的单纯疱疹病毒感染或带状疱疹病毒感染；

（6）肺孢子菌肺炎；

（7）反复发生的细菌性肺炎；

（8）活动性结核或非结核分枝杆菌病；

（9）深部真菌感染；

（10）中枢神经系统占位性病变；

（11）中青年人出现痴呆；

（12）活动性巨细胞病毒感染；

（13）弓形虫病；

（14）青霉菌感染；

（15）反复发生的败血症；

（16）卡波西肉瘤；

（17）淋巴瘤。

（三）鉴别诊断

艾滋病的临床表现复杂多样，急性期应与传染性单核细胞增多症及其他感染性疾病（如结核、结缔组织疾病）相鉴别。淋巴结肿大应与血液系统及良性疾病性淋巴结病综合征相鉴别。艾滋病相关综合征的免疫缺陷改变应与先天性或继发性免疫缺陷疾病相鉴别。

七、治疗

治疗方法包括支持治疗、心理治疗、持久治疗、联合治疗、综合治疗等。

（一）抗 HIV 治疗

1. 治疗药物的分类　目前已批准生产的有 4 大类化学治疗药物：核苷类反转录酶抑制剂（nucleoside reverse transcriptase inhibitors，NRTIs），如齐多夫定、拉米夫定等；非核酸类反转录酶抑制剂（non-nucleoside reverse transcriptase inhibitors，NNRTIs），如奈韦拉平、地拉韦定等；蛋白酶抑制剂（proteinase inhibitors，PIs），如英地那韦、利托那韦等；融合酶抑制剂 T-20。

2. 治疗目标　主要减少病毒载量，将其维持在不可检测水平的时间越长越好。

3. 联合用药　又称为高效抗反转录病毒治疗（highly active

antiretroviral therapy，HAART），多药联合会增加针对病毒的靶点，产生相加或协同的抗病毒能力，延缓耐药毒株的出现。

（二）免疫治疗

免疫治疗药物包括干扰素、白细胞介素 -2、丙种球蛋白、中药等。

八、职业暴露后的处理原则

（一）局部处理

- 皮肤接触到血液和体液后，用肥皂液和流动的清水反复清洗被污染局部。
- 污染眼部等黏膜时，应用大量生理盐水反复冲洗黏膜。
- 接触部位存在伤口时，应向离心方向挤出损伤处的血液，不可来回按压，再用肥皂液和流动的清水反复冲洗伤口。用 75% 乙醇或 0.5% 碘伏对伤口局部进行消毒。

（二）补救措施

- 治疗前留血标本。
- 预防性治疗应尽早，最好在 1 h 内（必须在 24 h 内），口服 AZT/ TDF ＋ 3TC（＋ LPV）4 周。
- HIV 感染的监测：事故发生后立即、第 4 周、第 8 周、第 12 周和第 6 个月检测 HIV 抗体，有条件可检测 P24 抗原和病毒载量。

九、预后

未经治疗者在进入艾滋病期后的平均生存期为 12 ～ 18 个月。

参考文献

[1] Rubens M，Ramamoorthy V，Saxena A，et al. HIV Vaccine：Recent Advances，Current Roadblocks，and Future Directions. J

Immunol Res，2015，2015：1-9.

［2］Bateganya MH，Dong M，Oguntomilade J，et al. The impact of social services interventions in developing countries：a review of the evidence of impact on clinical outcomes in people living with HIV. J Acquir Immune Defic Syndr，2015，68（Suppl 3）：S357-367.

［3］Daniyal M，Akrarn M，Harnid A，et al. Review：Comprehensive review on treatment of HIV. Pak J Pharm Sci，2016，29（4）：1331-1338.

［4］中华人民共和国卫生部，联合国艾滋病规划署，世界卫生组织. 2011 年中国艾滋病疫情估计. 中国艾滋病性病，2012，18（1）：1-5.

［5］赵辨. 中国临床皮肤病学. 南京：江苏科学技术出版社，2010，1826-1837.